中医经典名著临证精解丛书（疫病篇）

总主编 杨进 魏凯峰

「鼠疫汇编 温热逢源」临证精解

朱虹 编著

中国健康传媒集团

中国医药科技出版社

内 容 提 要

《鼠疫汇编》是现存最早的具有系统性的中医治疗鼠疫专著，由清代罗汝兰（芝园）所撰。其详细描述了鼠疫的症状，系统阐释了治疗鼠疫的理法方药，并改王清任所立解毒活血汤为加减解毒活血汤，随症加减治疗鼠疫，颇有疗效，为后世医家所推崇。

《温热逢源》为清代医家柳宝诒所撰，分上、中、下三卷。卷上主要是对《黄帝内经》《伤寒论》有关温热病原文进行注解；卷中是对周禹载、蒋问斋、张石顽、吴又可等医家关于温热病论述的辨正；卷下为作者对伏气温病病因、发病和证治的详细论述。

本次整理选取底本版本精良，对书中条文进行注释、提要和精解，并加入重点方剂的临床运用医案，附有按语解读。本书有助于临床医生更好地学习中医温病理论，对指导临床治疗温病、提高临床疗效具有重要意义。

图书在版编目（CIP）数据

《鼠疫汇编》《温热逢源》临证精解 / 朱虹编著 . 北京：中国医药科技出版社，2024.11

（中医经典名著临证精解丛书）

ISBN 978-7-5214-4822-1

Ⅰ . R254

中国国家版本馆 CIP 数据核字第 20245PU359 号

美术编辑　陈君杞
版式设计　也　在

出版　**中国健康传媒集团** ｜ 中国医药科技出版社
地址　北京市海淀区文慧园北路甲 22 号
邮编　100082
电话　发行：010-62227427　邮购：010-62236938
网址　www.cmstp.com
规格　710 × 1000mm $\frac{1}{16}$
印张　10 $\frac{1}{2}$
字数　217 千字
版次　2024 年 11 月第 1 版
印次　2024 年 11 月第 1 次印刷
印刷　河北环京美印刷有限公司
经销　全国各地新华书店
书号　ISBN 978-7-5214-4822-1
定价　**39.00 元**

获取新书信息、投稿、为图书纠错，请扫码联系我们。

丛书编委会

总主编 杨　进　魏凯峰

编　者（按姓氏笔画排序）

马晓北（中国中医科学院）

付丽媛（南京中医药大学）

朱　平（南京中医药大学）

朱　虹（扬州大学医学院）

刘　涛（南京中医药大学）

刘兰林（安徽中医药大学）

杨　进（南京中医药大学）

赵岩松（北京中医药大学）

龚婕宁（南京中医药大学）

魏凯峰（南京中医药大学）

序

中医学是伟大宝库，是中华民族优秀文化代表之一，历经2000余年的发展，经久不衰。在其发展过程中，经历了数百次的瘟疫病的流行，在与这些疾病作斗争的过程中，积累了丰富的临床经验，形成了独特的理论体系，编写了大量专著，能有效指导临床防治疫病，为中华民族的繁衍生息做出了卓越贡献。特别是在近十几年来传染性非典型肺炎（SARS）、甲型流感病毒感染、新冠病毒感染等疫病肆虐时，中医药在防治方面发挥了重要作用。

为了更好地传承中医药，防治疫病，我们组织编写了《中医经典名著临证精解丛书》（疫病篇），选取中医疫病经典名著，加以注释、精解。同时选取古今临床医案，结合按语评注，示人以法，使读者在学习理论的同时，掌握常用方剂的辨证运用方法，学会理论的临床运用方法，提升读者临床辨治思维。本套丛书的出版有助于系统整理中医学辨治疫病的理论与治法方药，对于中医疫病学辨治理论体系的完善、提高临床防治疫病的水平具有重要指导作用。

丛书编写组成员来自南京中医药大学、中国

中医科学院、北京中医药大学、安徽中医药大学、扬州大学医学院等单位。江苏省苏南地区为中医温病、疫病理论发源地，南京中医药大学温病学教研室已故温病学名家孟澍江教授为现代温病学奠基人，编写了高等中医药教育最早的一批温病学教材，长期以来编写出版了大量的温病、疫病专著，具有深厚的学术积淀及丰富的编写经验。中国中医科学院、北京中医药大学温病学名家辈出，如赵绍琴教授、方药中教授、孔光一教授等，都在我国温病学理论形成、教学及人才培养中做出了巨大贡献。安徽中医药大学、扬州大学医学院受新安医派、孟河医派、山阳医派等中医学术流派的影响，形成了独到的中医温病、疫病理论，积累了丰富的临床经验。本丛书编写人员为各单位学科带头人及专业负责人，具有较高的学术水平及深厚的临床功底，确保了丛书的编写质量及学术水平。

本套丛书选取明清时期部分经典中医疫病名著及专著，结合临床实践进行校勘、分析、点评，具有版本精良、校勘细致、内容实用、点评精深的特点。多年来编写组成员已经点校出版了一批中医药古籍，积累了一定的编写经验，在本套丛书的编写过程中亦反复斟酌，但难免有不足之处，亟盼中医同行专家及广大读者给予批评指正。

首批国家级教学名师

全国名老中医药专家传承工作室指导老师　杨　　进

全国名老中医药专家学术经验继承工作指导老师

2024 年 2 月

总目录

『鼠疫汇编』临证精解

前　言

鼠疫是鼠疫杆菌借鼠蚤传播为主的烈性传染病，系广泛流行于野生啮齿动物间的一种自然疫源性疾病。临床表现为发热、严重毒血症状、淋巴结肿大、肺炎、出血倾向等。鼠疫主要有两种感染传播类型，即腺鼠疫和肺鼠疫。鼠疫的传染源主要为鼠类和其他野生啮齿动物，其中以黄鼠属、旱獭属等尤为常见。鼠疫主要借鼠蚤传播，肺鼠疫可以由人传人。

人鼠疫流行前每先有鼠间鼠疫流行，一般先由野鼠传家鼠，家鼠死亡后鼠蚤另觅宿主。鼠蚤吮吸病鼠血液后，再附人体吸血时，病菌可因反流而侵入人体。此外，受染蚤还会散布含病菌的粪便，蚤粪中的病菌可从创口侵入，使人受染。此种"鼠—蚤—人"是人鼠疫的主要传播方式。

患者痰中的鼠疫杆菌可借飞沫或气溶胶以"人—人"的方式传播，造成人鼠疫的大流行。鼠疫流行季节与鼠类活动和鼠蚤繁殖有关。南方多始于春而终于夏，北方则多起于夏秋而延及冬季。

鼠疫轻型仅表现为不规则低热，全身症状轻微，局部淋巴结轻度肿大、压痛。腺鼠疫最为常见，多发生于流行初期，淋巴结在病程第一日即有增大，伴红、肿、痛。腹股沟淋巴结最常累及，依次为腋下、颈部和颌下，一般为一侧，偶或双侧、多处同时出现。肿大的淋巴结可化脓破溃或逐渐消散，溃破后伤口愈合较慢。肺鼠疫多见于流行期的高峰，患者毒血症状显著，在24~36小时内出现咳嗽、呼吸短促、发绀等，继而发生明显胸痛。

人群对鼠疫普遍易感。鼠疫在世界历史上曾有多次大流行，死者以千万计。

清光绪年间，岭南地区连年鼠疫流行。广东名医罗汝兰（字芝园）观察发现，达原饮、消毒饮、解毒汤、败毒散、霹雳丹、银翘散、桑菊饮、升降散、清化汤等治疗鼠疫收效甚微。其受王清任《医林改错》启发，认为鼠疫"无非热毒迫血成瘀所致"，将王氏治吐泻抽筋时疫的解毒活血汤中枳实改为川朴，易名为加减解毒活血汤，方能"解血毒、清血热、活血瘀"，随症加减用治鼠疫，较有效验。

在增删《鼠疫治法》的基础上，罗氏著成《鼠疫汇编》，从病因、病机、预防、治疗、验案等方面系统地论述了鼠疫症治，理法方药完备，是中医治疗鼠疫史上现存最早的具有系统性的鼠疫专著。另外，《鼠疫汇编》中总结的日夜连追、即时连追、单剂连追、双剂连追法等服药方法，也独具特点。罗氏还认为治疗鼠疫要想获得良效，应内外并治，故书中还收录了一些在当时行之有效的涂敷方，如经验涂核涂疔疮方。

《鼠疫汇编》初刻于光绪十七年（1891年），光绪十九年（1893年）春重刻，增加辨解、经验涂瘰方等内容。光绪二十年、二十一年又第三、四刻，内容益增。第五次刻印年份不详。现存《鼠疫汇编》7种版本，分别是光绪二十三年丁酉（1897年）仲夏海口高州会馆捐刻，板藏羊垣学院前翰元楼本；光绪二十三年丁酉（1897年）仲夏海口高州会馆捐刻，板藏羊垣学院前翰文堂本；光绪二十三年丁酉（1897年）仲夏海口高州会馆捐刻，板藏羊垣第八甫崇德堂本；光绪二十四年戊戌（1898年）夏月佛山赞美堂撮刊并翻刻，板存翰宝楼本；光绪二十七年辛丑（1901年）南安县署集同人重锓，板存泉州道口街郁文堂本；光绪二十七年辛丑（1901年）端午蓉园重雕，板藏虎节河沿杨宅本；宣统三年辛亥（1911年）天津大公报馆铅印本。

本次精解以清光绪二十三年（1897年）翰元楼刻本影印本为底本，对原文进行注释和提要，并根据自己多年的临床经验进行精解，后附临证体会和医案，帮助读者从经典中汲取智慧，使之学有所得、学有所成，用之于临床，提高临床治疗效果。凡方药中涉及现代禁用药物（如犀角等）之处，为保持内容原貌，未予改动，但在临床应用时，应使用相关代用品。

由于时间有限，书中难免出现疏漏和不当之处，敬请广大读者批评指正。

编者

2024 年 5 月

四句要语

居要通风，卧勿黏地，药取清解，食戒热滞。

辨误弁言[1]

【原文】治病之道，不知其误，即不得其真。凡治病皆然，而治鼠疫为尤甚。盖鼠疫一症，前无所依，后无所仿也。是编因比类而得其方，且屡经而详其法，时历八载，板[2]已五刊，虽云有误，谅亦寡矣。乃作者无误，而用者多误，推求其故，缘人多囿于常见，狃[3]于常习，每以轻药试重病，缓服治急疾，无怪其多误也。此其说于邻乡人得其详焉。本年邻乡多疫，皆来求书，赠即嘱曰："必依法方效。"数日后多来问曰："贵乡用之极效，某等用之不效，何也？"予细询之，曰："轻病乡人多不服药，迨至重危，然后服药。应加石膏者，亦用五六钱；应加大黄者，亦用三四钱；其余各症，亦照法加入。每日追[4]二剂，热稍退者，每日仍一剂，迨至于甚，乃不服药。予曰：噫！子误矣，子误矣！"晓之曰："此重症，亦急症也。初起不服药，已失之迟，一误也；重危之症，每日二服，已失之少，二误也；石膏、大黄改轻，复失之轻，三误也；热退尚有微热，至少二服，多则三服，日止一服，以至[5]病翻[6]，四误也；尚可服药，即不服药，坐视其死，五误也；若疫症初起之时，凡喉微见燥[7]、头微见晕、体微见困，即中毒之渐，急宜服药，或服白茅根数味，或服本方二三服，此治于未明，更人所易忽[8]，六误也。有此六误，尚云依方照法乎？"嗟乎！近者尚误如此，远者可知！补弁数言，以免辗转相误也。

戊戌芝园氏补志

5

【注释】

[1] 弁言：前言、引言。因冠于篇卷的前面，故称弁言。

[2] 板：同"版"。印刷，出版。

[3] 狃（niǔ扭）：拘泥，习惯了不愿改变之意。

[4] 追：连着服用之意。

[5] 至：应作"致"，导致、致使。

[6] 病翻：疾病再次发作，或病情反复并且加重。

[7] 燥：咽干不适之意。

[8] 忽：此处指医家辨证不明、审证不清、用药随意，更为重要的是，忽视了对疾病的早期诊治。

【提要】 本书论述疾病的六种误治及其产生的原因。

【精解】

1. 避免误治的意义 中医诊治疾病强调辨证论治。在治疗疾病的过程中，如果不知道误治给疾病预后带来的影响，就不能说是真正全面掌握了治病的要领。临床避免辨治错误或者及时纠正误治，是提高疗效的关键之一。

2. 出现误治的原因 由于疾病的复杂性、多变性，加之医者思维的片面性、固化性，临证极易出现误治，从而出现变证。

一般说来，形成误治的原因，无外乎这几方面：①主观臆断，辨证不明。②知识匮乏，技能不精。③抱守残缺，仓促应对。④药性不识，固守局域。

3. 避免误治的方法

（1）避免临床误治，首先要明确诊断，辨清疾病的病因、病位、病性、病势。中医的诊断与治疗、药物紧密相关，只有认真分析疾病的原因、明确疾病的病性和病势，得出正确的诊断，综合运用诊疗思维，才能达到治疗疾病的目的。

（2）对于一些新发疾病，在无既有治疗手段和方法时，应当重视对经典文献和临证治验的研读和挖掘，从中寻求有效的治疗手段和方法，方能避免误治。这也是创新中医临证思维的一个重要途径。

（3）对于重症疾病的治疗，尤不能拘泥于常规给药剂量、服药时间等，这些均是影响疾病进程和预后的重要因素。

第五刻序

【原文】是书已四刻，前序言之详矣。兹何为而复刻也？以近更有所得，不敢秘也。二十一年夏，四刻初成，秋渡琼候委[1]，得悉是春海口以疫毙者数千。族人和隆号，电催此方过海，曾著效验，而琼医未之信也。予虑其复，而及他处，遂出四刻分赠同乡各位，皆以较前更详。公捐洋银三十大员，嘱代办分赠。予遂付信高郡联经堂印六百本，并撮其要付省经韵楼，刻印一千本。旋以听鼓多暇，复购书数种，以考其详，更加添注。冬至后，琼州府城疫作，先将所存分派，琼医或从而笑之，甚从而訾[2]之。予知其误于李时珍"红花过服"之说，并误于景嵩崖"桃仁、红花不可过用三钱"之说也。二十二年春，疫大作，群医各出手眼，百无一效，以至死人无数。及二月底，始有信避之法者，迁[3]居海口，延予调治，并参[4]新法，连救重危症数人，求医者踵相接也。每视病开方，即赠书一本，并嘱照医，而十愈八九，一时并救数十人，群疑始息，遂信是方。幸海口为症无多，不致大害，因补前刻所未及，而求其详，爰为之序。

光绪二十三年五月署理儋州学正石邑罗汝兰芝园氏志

【注释】

[1]秋渡琼候委：秋天乘船渡海去海南岛，等待任命。

[2]訾（zǐ 子）：小声议论之意，引申为非议、毁谤别人的言论。

[3]迁：迁徙。

〔4〕参：融入。

【提要】 本条为第五版出版序言，突出了中药剂量在疾病治疗中的作用。

【精解】 中医治疗疾病之秘，不仅在于药，亦在于量。药物剂量不同，所治疗病证及临床效果也就不同。疗效差不仅仅是诊断不清的结果，不恰当的药物剂量也是不能达到满意疗效的原因之一。临证用药不可拘泥于经典或本本之说，而应该是随证论治。中药的特色和优势即是在中医理论指导之下，根据病情变化增减药味、剂量。同时，药物的选择、药物剂量的轻重，也是医者辨证思维在临床实践中的具体体现。药物治疗强调证的重要性和药物作用的多重性，不能囿于单一思维，拘泥于一药一效。同一种药物可有若干效应，不同配伍、不同剂量，即可产生不同的治疗作用，发挥药物的多重效应。无论是针对病机，抑或是治疗，均体现在具体药物中。此外，由于每个疾病的基本病因不同，必有相应的主方、主药。专病用专药，使用具有特殊功效的药物治疗某病、某证，方能取得满意的疗效。

再续治鼠疫方序

【原文】疫由阴阳惑伏[1]而作也。或中血，或中气，感其毒者，皆足以害人。顾其时同、其地同、其症同，其药亦宜无不同观方书所载，每次止立一方可知。必拘拘切脉施方，无当也。［批］治病切脉，古法必兼。唯瘟疫一症，邪闭清窍，脉伏而涩，亦有闭甚无脉者，且当壮热，血脉绞偾[2]，切亦不准。况此明系血壅不行，更不必切，所以昔贤治瘟疫，多舍脉而从症也。鼠疫者，鼠死而疫作，故以为名。其症为方书所不载，其毒为斯世所骇闻。乡复一乡，年复一年，为祸烈矣，为患久矣。予初闻此，遍阅方书，无对症者。光绪十五六年，延及邑之安铺。十七年春，延及县城，偶见《医林改错》一书，论道光元年京师时疫，曰："死人无数，实由热毒中于血管，血壅不行。夫已壅不行，必然起肿。"予始恍然焉。盖鼠疫一症，初起红肿，结核如瘰疬，或忽起于不自知，或突起于所共见。其溃者流瘀血，非热毒成瘀之明验乎？其甚者，热懵而毙，非热毒瘀血攻心所致乎？及观其方，专以治血为主，略兼解表，信能治此症矣。试之八人，皆验。因录[3]示人，人疑谤也。十七年冬，遇吴川友人吴子存甫于郡，出所辑《治鼠疫法》一编。予读而善之，遂与茂名许子经畬，论列此方，随症加药，嘱书其后，而附于诸君子之末。爰捐资付刻，以广其传。十九年春，城乡疫复作，同时屡用此方以起危症。一时哄传，求者踵相接，乃即人疑谤者，再加辨解，且取侄启沃所经验涂瘰一方以补之，侄启观复刻印发，远近流传，用之多效。二十年，予族陀村，感此症者数百，用之全效。故旧岁宏丰号有辨惑说之刻，本年友人文子凤笙有同育堂

9

之刻，安铺医局有敦善堂之刻，化州局亦有刻。人愈信，传愈广焉。予思此方虽妙，唯一误于医者之蛊惑，再误于病家之迟疑，以致死亡相继，实堪痛恨。予留心此症久矣，数年所历[4]，更有闻见。前缘平粜[5]之暇，补原起、释疑二则，并将陀村治疫之善法，与所传之奇效，及改方之贻误，就吴刻而增损之。二十一年，陀村疫复作，按治未效，加药方效，故于施药之时，续而增之，复将十年前疫毒中气之经验方，附诸卷末。俾知疫毒中于血气者皆有所救，则阴阳虽有愆伏，而血气实可调和。庶几消灾疹于无形，跻民生于仁寿，则区区之心稍慰也。如有不逮[6]，还期高明指示，爰述其本末而为之序。

光绪二十一年蒲月[7]石城罗汝兰芝园

续志于村堡别业之前轩

【注释】

[1] 愆伏（qiān fú 千伏）：谓阴阳失调，多指气候失常。《左传·昭公四年》曰："冬无愆阳，夏无伏阴。"欧阳修《原弊》曰："夫阴阳在天地间，腾降而相推，不能无愆伏，如人身之有血气，不能无疾病也。"

[2] 愦：紧张。

[3] 录：记录，记载。

[4] 历：经历。

[5] 粜（tiào 跳）：本意为卖米，引申为卖出。

[6] 不逮：意为不足之处。

[7] 蒲月：农历五月初。来自民间门窗挂菖蒲的习俗。

【提要】 本条论述鼠疫的发病机制及其治疗。

【精解】

1. 鼠疫的发病机制 鼠疫是由于感受疫毒疠气之邪（鼠疫杆菌）而发生。火热疫毒之邪经皮肤、口鼻侵犯人体，迅速进入血络，火、毒、痰、瘀胶结，耗血动血生风，导致气阴两伤。鼠疫在卫分时间较短，传变极速，早期即出现气血两燔，可见高热烦渴、神昏谵语等症；继而火毒炼液为痰，耗血致血行瘀滞，痰瘀互结为痰核（淋巴结肿大），症见肿胀热痛；后热壅肉腐而破溃成脓。

2. 鼠疫的治疗 疫病的治疗，依据其病机特点，应以祛邪、护正、防传为基本出发点。就鼠疫而言，其治疗应将泻火解毒、凉血化瘀贯穿始终。当然，益气养阴、顾护正气、"先安未受邪之地"防止传变，也是治疗鼠疫中不可忽视的重要环节。临证治疗时，应根据疫病的发生发展和证候演变的规律，切实把握全身症状与局部病变的关系，从临床实践出发，注重理论与临床、中医与西医的有机结合，制订相应的治疗方法。中医辨证论治的核心在于对病机的深刻认识，要从病机入手，由证候详析病机，由病机确定治则治法、处方用药。

凡 例

【原文】——是编就吴存甫原本增删。其首二方统以大黄为主，初症必致邪内陷，故删之。其原起、避法、治法、生药各方，实有可采，故存之。

——是方本于《医林改错》，原为吐泻抽筋而设，然移用此症恰合，故以为主。

——吴本有疏漏处，参以己见，补原起论症及禁忌释疑二则，与陀村两年轻重治法及各处轻重治案二十条。兹又汇集前四刻而次第之，并补原起论、各家脉论症治论及已悟活法，采用古法俱见效者，添入数法，与琼廉雷治案共五条，务求简明，人人易晓，庶稍有准则，不致大误。

——是编所载有未备者，间于头批补之，祈为遍阅，方知其详。

——是编重复处，不删，以皆关紧要，故存之，以寄反覆叮咛[1]之意。

——病有舍脉而从症者，以脉微而症显也。况鼠疫起核红肿，大热大渴，明系阳症，属热何疑？然人每以热渴无核之症致误，故略辑脉论数则，以明其初起亦与中风伤寒之异。所辑不多，亦以符疫症不切脉之例。

——时疫以吐泻为最急，辑验方附后。有先见热渴者，有先见斑疹者，宜于鼠疫治法条寻方加入。

【注释】

[1]叮咛：原文为"丁宁"，据文意改。

目　录

辨脉论

【原文】《伤寒论·平脉篇》曰："寸口脉阴阳俱紧者，法当清邪天气也中于上焦肺与心也，浊邪地气也中于下焦肝与肾也。清邪中上，名曰洁也；浊邪中下，名曰浑也。阴中于邪中焦脾与胃也，必内栗也栗，竦缩也。"经文止此，首句论脉，下数句言邪中三焦，阴阳为邪搏激，寸口之脉必紧。仲景论热症，止此数句，而不见方，想当时必有其书，但久经兵燹[1]，故散亡耳。此后人所凭以诊温症之脉，即凭以诊瘟疫之脉也。

吴又可论瘟疫初起，其脉不浮不沉而数，昼夜发热，日晡益甚，头痛身痛。其邪在伏脊之前，肠胃之后。热邪传表，则脉浮而数，传里则脉沉而数。

吴鞠通论瘟疫初中上焦，脉不缓不紧而动数，或两寸独大，尺肤热注：不缓则非太阳中风，不紧则非太阳伤寒，动数者风火之象。《经》谓之躁，两寸独大，火克金也；尺肤热，尺部肌肤热甚，火反克水也。传至中焦，在表则脉浮洪躁甚，在里则脉沉数有力，甚则脉体反小而实，更甚则脉沉伏，或并脉亦厥。传至下焦，或见沉实，或见躁盛，或见沉数，或见虚大，或见结代，或见细促，甚有两至与无者。

杨玉甫论瘟疫初起，脉不浮不沉，中按洪长滑数，右手反盛左手，总由怫热郁滞，脉结于中故也。凡浮诊中诊，浮大长而有力，伤寒得此脉，自当发汗，麻黄桂枝证也。温病初发，虽有此脉，切不可发汗，乃白虎泻心证也，死生关头，全分于此。若热之少阴，则脉沉伏欲绝，非阴脉也，阳邪闭脉也。凡伤寒，始本太阳，发热头痛，而脉反沉，太阳证而见少阴脉，故用四逆汤温之。若温病始发，未尝不发热头痛，而脉见沉涩而小急，此伏热之毒滞于少阴，不能发出阳分，所以身大热而四肢不热，此名厥。正杂气怫郁，火邪闭脉而伏也。急以咸寒大苦之味，大清大泻之。固不可误为伤寒见少阴，而用四逆汤以温之，温之则坏事矣。亦不可误为伤寒见阳厥，而用四逆散以和之，和之则病甚矣。盖热郁亢闭，阳气不能达于四肢，故脉沉而涩，甚至六脉俱绝，此脉厥也。手足逆冷，甚至通身冰凉，此体厥也。即仲景所谓阳厥，厥浅热亦浅，厥深热亦深是也。下之断不可迟，非见真守定，通权达变者，不足以语此。手足微厥者，不可下。凡温病，中诊洪长者轻，重则脉沉，甚则闭绝，此辨温病与伤寒异治之要诀也。

按：温病始于太阴肺，肺为右寸。仲景先师曰：寸脉紧。紧者，即后人所谓数。见汪切庵《素难经注》。吴又可云：不浮不沉而数。吴鞠通云：不缓不紧而动数。杨玉甫云：不浮不沉，中按洪长滑数，右手脉盛于左手。则初症之脉数，诸说所同，唯右盛于左，玉甫所独。则诊鼠疫初症之脉，如见不浮、不沉、不缓、不紧而数，右盛于左，兼初起四肢酸痹，可知无核之鼠疫矣。至传变诸脉，三家大略相同，故不赘。

【注释】

[1] 燹（xiǎn 显）：火。兵燹，指战争造成的焚烧破坏等灾害。

【提要】本条论述了温病及鼠疫初起的脉象特征。

【精解】《素问·热论》指出："今夫热病者，皆伤寒之类也。"唐代王冰注云："寒者，冬气也……触冒之者，乃名伤寒……中而即病，名曰伤寒；不即病者，寒毒藏于肌肤，至夏至前变为温病，夏至后变为热病。然其发起皆为伤寒致之，故曰热病者皆伤寒之类也。"虽然《伤寒论·平脉法》认为不同的致病因素分别侵犯三焦，导致阴阳为邪搏激而见寸口之脉者，都呈紧象，但是重点还是在于强调致病因素及临床表现，并非侧重于脉象（紧脉可理解为后人所言之数脉），后世医家据此理论来诊瘟疫之脉。

吴又可则从瘟疫的不同阶段论及脉象。他认为，虽然病程长短、病位浅深不同，但是基本脉象为数脉。也就是说，吴又可强调热邪在瘟疫发生、发展中的重要作用。

吴鞠通在强调瘟疫由热邪所致的同时，提出瘟疫的致病因素不是单一的热邪，还可以兼夹其他邪气；致病脏腑也不单是一脏一腑，可以多脏受邪；脉象表现与病位浅深有关，病位越深，脉象表现越复杂。

杨玉甫从临床表现、病因病机和脉象论述了瘟疫与伤寒在治疗方面的区别。如《温热论》所言："辨营卫气血虽与伤寒同，若论治法则与伤寒大异也。"

综合来看，鼠疫初起之脉，为不浮、不沉、不缓、不紧而数，且右盛于左的脉象，若兼见四肢酸痹，可以判断为鼠疫轻症（无淋巴结肿大）。

症治论

【原文】温疫者，天地之戾气、浊气，酿为热毒，中于人亦症见热毒，故曰瘟。家家如是，若役使然，故曰疫。其病皆热无寒，有表证，无表邪，宜解肌，禁发表。其轻者如赤眼发颐俗名猪头腮之类，其重者如头肿俗名大头瘟、颈胀俗名虾蟆瘟之类，然只见于一处一年，未有见于处处年年如鼠疫之甚者。噫！可云异矣，亦云惨矣！其初起也，有先恶寒者，有不恶寒者，既热之后，即不恶寒。有先核而后热者，有先热而后核者，有热核同见者，有见核不见热者，有见热不见核者。有汗有不汗者，有渴有不渴者，皆无不头痛身痛，四肢酸痹。其兼见者，疔疮、斑疹、衄、嗽、咯、吐。甚而烦躁懊忱、昏愦谵语、瞀乱颠狂、痞满腹痛、便结旁流、舌焦起刺、鼻黑如煤、目瞑耳聋、骨痿足肿、舌烈唇烈、脉厥体厥，种种恶症，几难悉数。无非热毒迫血成瘀所致，故古方如达原饮、清毒饮、解毒汤、败毒散、霹雳丹，近方如银翘散、桑菊饮、升降散、清化汤等方，皆能清热解毒，然用之间有效而多不效，何哉？以有清热解毒之药，而无活血祛瘀之药也。可知用清解者尚误，更可知用温补者益误矣。或曰有用凉剂愈者，此必热毒初起，血未成瘀之时。或曰有用补剂愈者，此必热毒已解，瘀血已下之后。然可偶效，断不可常效。唯王勋臣先生《医林改错》活血解毒汤，虽制以治吐泻抽筋之时疫，然移治此症，实为得宜。观其论症，曰热毒自气管达于血管，将气血凝结，壅塞不行，恰与此症合。观其制方，则解血毒，清血热，活血瘀，亦恰与此症合。十七年，阅得此方，于无可救药之时，偶一试之，不意其竟著奇效也。夫治病以本病为重，标病为轻。此症热毒本也，瘀血标也，而标实与本同重。故标本未甚者，原方可愈；标本已甚者，又非原方可愈。故于重危之症，传表宜加白虎，传里宜加承气，传心包宜加羚、犀，是不欲以轻剂治重病也。自后详求博访，十九年，访知西藏红花去瘀捷效，又得涂核验方，并试出重危之症，必要连追三服，遂增前法，是又不欲以缓服治急病也。廿年，访知生竹茹止吐，与漫用艾火，初用黄朴，见下瘀，遽用参、术并各药之弊。又见重危之症，三服人多置手。遂将吴刻增损，除其统用下法二方，分别重危症服法，补原起、释疑二则，治案九则。廿一年，试知误艾火、误参术、误时日，皆有可救。强壮之重危症，三服仍热，与热退复热，及初起症见至危，又非前法所能效。并访知复病猝死之故，又增前法，并治案三则，是又合重剂急服，以治重急病也。以上所立之法，大纲已具，可十愈八九矣。秋初渡琼，赋闲无事，购书数种，悉心研究，更有所悟，而著效益奇。前谓不可减少减轻者，为初症言耳。如连追后，汗出热清，可减除柴、葛；毒下瘀少，可减轻桃、红，并可加减以滋阴退热，亦可加减以补虚消核。更得清心热法、清营热法、表里双解法、三焦合治法、增液助汗法、增液助下法、复脉救危法、厥症急下法，并善后二法，稍为增入，以补前法之未备。虽未及详细，只取简明，庶治鼠疫者，不混于他疫，于世不无小补焉耳。详细载下各症治法条内。

此症初起，热渴痛痹，一时并见，重症也。重症而用轻药，必无望矣。且死人甚速，亦急症也。急症而事缓服，亦无望矣。故法用急追多服，所以因其势也。况重急之症，古亦有日二夜一、日三夜一服法，急追多服，并非自创。尤要初起即急服药，盖此时元气未弱，病根亦浅，药力易行，病势易除。一二日间能追至七八服，则热毒或从汗解，或瘀从嗽出，或从下行或下瘀血，或下黑粪。如仍未效，第三日仍追数服，无不见效者。盖病在上焦，故易治也，且病愈而人不弱。倘迟服误时，至四日传入中焦，纵能治愈，病久人弱，财费忧深，生者病者，已受无穷苦累矣。倘再误至七日传入下焦，则病人愈弱，病势愈危，纵遇名医，恐难得半，所以治病亦贵乘势因时也。三焦传变，大概如是。虽然亦有无定者，死人不必定在下焦，三焦皆有死症。病重药误，纵不即死，亦有一二日即传中焦，二三日即传下焦者。吴又可云："病机之变幻无常，病情之反复无定，有由表而入里，由里而出表者，总视其脉症如何，以定其疾病所在，斯医治乃为不误耳。"谨按列三焦症于下。

上 焦

《金鉴》以寸关尺三部分上中下三焦，何部大，属何焦。脉不缓不紧，不浮不沉而动数，尺肤热尺部肌肤热也，头痛身痛，微恶风寒，热渴自汗，日午后热甚，间有不恶风寒，不汗不渴者，舌苔白。

中 焦

面目俱赤，语声重浊，呼吸俱粗，大便闭，小便涩，舌苔老黄，甚则黑有芒刺，但恶热不恶寒，日晡益甚。

下 焦

热邪久羁，或下或未下，或夜热早凉，或热退无汗，或身热面赤，口舌燥，甚则舌謇囊缩、痉角弓反张厥身冻神昏、循衣摸床、舌缩耳聋与二三日耳聋者异、齿黑唇烈。脉见结代，或二至，或无。

重危之症，初起重剂急追，约十剂左右效。迟半日必加半，迟一日必加倍，应重用轻，应急用缓者亦如是。

【提要】本条论述鼠疫证治。

【精解】

1. 流行特点 鼠疫的发生较之普通瘟疫，更具有流行性。

2. 临床表现 主要为头痛身痛、四肢酸痹。初起可有恶寒，后但热不寒，或可见汗出、口渴、淋巴结肿大。兼见疔疮、斑疹、衄，甚至出现烦躁懊侬、昏愦谵语、痞满腹痛等。

3. 病机 热毒迫血成瘀。

4. 治法 清热解毒，凉血活血。

5. 方药 活血解毒汤（《医林改错》）。

组成：连翘、葛根、柴胡、当归、生地、赤芍、桃仁、红花、枳壳、甘草。

方解：连翘、葛根、柴胡、甘草清热解毒；生地清热凉血；当归、赤芍、桃仁、红花活血祛瘀；气为血帅，气行则血行，故佐少量枳壳理气，以助活血之力。全方共奏清热解毒、凉血活血之功。

加减：传表加白虎汤；传里宜加承气汤；传心包宜加羚羊角、犀角。

6. 服药方法 "急追多服。"初起即急服药，若一两天内追至七八服，"则热毒或从汗解，或瘀从嗽出，或从下行或下瘀血，或下黑粪。"如仍没有效果，第三天仍追数服。

7. 本节提出的重要论点

（1）瘟疫的治疗应以辨证论治为基本出发点：文中指出，应用达原饮、银翘散、升降散等清热解毒方治疗鼠疫时，之所以"用之间有效而多不效"，是因为囿于传统，单以清热解毒之法治疗鼠疫，忽视了鼠疫乃"热毒迫血成瘀所致"，仅予清热解毒之剂，疗效不显。

（2）重视藏红花在鼠疫治疗中的作用：藏红花不仅具有活血化瘀的功效，还可以凉血解毒，治疗温热病兼有瘀血内结者疗效显著。

（3）鼠疫有淋巴结肿大者，内外合治。

（4）强调早期治疗：尤要初起即急服药。

（5）热毒和瘀血皆轻者，使用原方可愈。

【医案举隅】

李某，男，41岁。2006年8月14日入院。

［病史］患者半年来经常接触化工原料（具体物质不详）。1周前觉身体疲倦，3天前出现尿黄、皮肤黄，后黄疸迅速加重，极度疲乏，恶心难以进食，以重症黄疸收住入院。检查乙肝两对半阴性，丙氨酸氨基转移酶（ALT）1045U/L，γ-谷氨酰基转移酶（GGT）623U/L，天冬氨酸氨基转移酶（AST）

672U/L，碱性磷酸酶（ALP）580U/L，总胆红素（TBIL）206μmol/L。症见极度疲乏，精神萎靡，烦躁不安，发热（39.2℃），巩膜及皮肤深度黄染，尿色如浓茶，大便干，右胁疼痛，不欲进食，口苦口干，不欲多饮。舌质绛红、苔黄厚干，脉弦数涩。

〔诊断〕黄疸，属湿热邪毒瘀阻、气血两燔、热盛伤阴证。

〔治疗〕西医：常规护肝、支持治疗等。

中医：解毒活血汤加减。

连翘、赤芍各20克，柴胡、枳壳、黄连各12克，当归、桃仁、三七、甘草各10克，生地、酒大黄、虎杖各15克，白茅根、丹参、田基黄各30克，茵陈50克。每日1剂，小量频服，不计次数。

3剂后，自觉精神好转，已不烦躁，体温38℃，黄疸减轻，大便通畅，日行2~3次，胃纳渐增。舌绛红、苔黄厚，脉弦数。大黄减为10g续进。

1周后复查肝功能：ALT316U/L，GGT135U/L，AST89U/L，ALP157U/L，TBIL68μmol/L。黄疸已退，体温正常，但肝区仍胀痛，晨起口苦，舌红、苔黄、脉弦。治疗2周后出院，仍以小柴胡汤合四逆散加活血利湿之品调理2个月余，多次复查肝功能已正常。

王静，谢冬梅. 解毒活血汤治疗重症肝炎验案举隅〔J〕. 浙江中医杂志，2010：45（05），372-373.

按语：解毒活血汤出自清代王清任《医林改错·瘟毒吐泻转筋说》，原方主治"瘟毒烧炼……气血凝结……上吐下泻"，由连翘、葛根、柴胡、当归、生地、赤芍、桃仁、红花、枳壳、甘草组成。方中，连翘、葛根、生地、赤芍清热解毒，桃仁、红花、当归、赤芍、葛根活血祛瘀，柴胡、枳壳疏肝行气。现代药理研究表明，连翘有较好的抗菌作用，可抑制伤寒杆菌、副伤寒杆菌、大肠埃希菌、痢疾杆菌、白喉杆菌及霍乱弧菌、葡萄球菌、链球菌等；生地具有抗炎及免疫调节作用，地黄醇提取物可促进血液凝固而有止血作用，故生地能缩短出血时间；葛根具有解热、消炎、抗菌、提高免疫力的作用；柴胡具有解热、抗炎、增强免疫功能的作用；当归有抗血小板聚集和增强免疫功能作用；赤芍有抗炎、解热作用；桃仁有抑制血小板聚集、抗炎和调节免疫作用；红花具有扩张周围血管、抑制血小板聚集、增强纤维蛋白溶解、降低全血黏度等作用。诸药合用，共奏清热解毒活血之功。临证以本方治疗慢性肾功能衰竭以及重症肝炎属热毒壅盛、气血凝结之证者，收效显著。

重症肝炎属中医"急黄"范畴，湿热疫毒蕴结中焦，损伤肝胆，致疏泄失常，血脉瘀阻，胆汁不循常道，外溢肌肤而发为黄疸。"毒"和"瘀"为本病的病机关键。《医林改错》云："解毒活血汤治之，活其血，解其毒，未有不一药而愈者。"解毒活血汤方中活血化瘀之品多、剂量重，佐以连翘清热解毒，更伍以四逆散疏肝行气、调畅少阳枢机，以利血行，同时注重养阴、凉血，从气、血、阴津层次迅速排除热毒病邪。本例针对重症肝炎的病机特点，加强解毒利湿之力，加用虎杖、大黄、茵陈等，收效显著。

原起论

【原文】昔之论瘟疫者，皆曰风寒暑湿燥火之六气。自明末时，吴又可起，从而辟之曰："六气者，天地之淫气，常有者也；疫气者，两间[1]之戾气、浊气，不常有者也。"斯言也，征之老子而可见。老子云："大兵[2]之后，必有凶年；凶年之后，必有瘟疫。"是知以兵燹而致旱涝，以旱涝而酿疵疠[3]，此瘟疫所由起也。自后论疫气者，皆主其说。陈修园[4]先生更添病人之毒气，又兼言夫继起，不第言夫初起也。友人吴子全甫，据鼠死疫作，直断为地气，言之凿凿，亦不为无见。然律以动静互根之义，无天气之鼓荡，焉能使地气之发舒？则言地气者，必兼言天气，其说乃全。但天气远而清，人所难见；地气近而浊，人所易见耳。统而言之，曰天地之气足矣。言疫气所从入，吴又可、吴鞠通、杨玉甫皆谓独从口鼻入。玉甫又据天气为清邪，独从鼻入；地气为浊邪，独从口入。修园谓天地之气，暗中摩荡，从毛孔入；病人之气，当面喷薄，从口鼻入，似不必拘。盖自其分而言，则曰天地人之气，自其合而言，则曰混杂之气，何能隔别，使何气从口入，何气从鼻入，何气从毛孔入乎？主口鼻入者，对风寒由毛孔入而言，别样疫症，可说得去，唯鼠疫实说不去。其先起核而后身热者，必由毛孔入，由外而入内；其先身热而后起核者，必由口鼻入，由内而出外。此症之犁然[5]各别者也。所论虽属探原，究无关治病之轻重，管见偶及，用以质诸高明。

【注释】

[1] 两间：天地之间之意。

[2] 兵：战乱之意。

[3] 疵疠：指灾害疫病、灾变。《庄子·逍遥游》载："藐姑射之山，有神人居焉……其神凝，使物不疵疠而年谷熟。"成玄英疏："疵疠，疾病也。"

[4] 陈修园：中国清代医学家，名念祖，字修园，又字良有，号慎修。长

乐（今福建省福州市长乐区）人。生于乾隆十八年（1753），卒于道光三年（1823）。代表作有《神农本草经读》《伤寒论浅注》《金匮要略浅注》《灵素节要浅注》《医学三字经》《医学实在易》《医学从众录》《女科要旨》《时方妙用》等。

［5］犁然：明察，明辨貌。

【提要】本条论述瘟疫的病因及鼠疫的感染途径。

【精解】

1. 瘟疫的病因 吴又可认为瘟疫之邪"非风非寒，非暑非湿，乃天地间别有一种异气所感"。陈修园认为，导致疫病发生的原因是患者感染了天地之间的戾气、浊气。

2. 鼠疫感染途径 疫疠之邪多从皮毛、口鼻侵犯人体而致病。鼠疫的感邪途径与发热和淋巴结肿大出现的时间有关。其先起核而后身热者，必由毛孔入，由外而入内；其先身热而后起核者，必由口鼻入，由内而出外。这样的判别方法简洁明了。

鼠疫原起

【原文】光绪十六年冬，鼠疫盛行。鼠疫者，疫将作则鼠先死，人感疫气，辄起瘰疬。缓者三五日死，急者顷刻，医师束手。间有打斑割血，用大苦寒剂得生者，十仅一二而已。先是同治间，此症始于安南[1]，延及广西，遂至雷廉沿海城市，至是吴川附城作焉。明年[2]正月，梅绿黄坡及信宜东镇皆有之。三月后，高州郡城亦大作，毙者每以二三千计。离城市稍远者，染得病归，村乡亦有之。四月后，则瘰疬者鲜死，死者又变为焦热、衄血、疔疮、黑斑诸症。初有知广西雷廉之事者，劝诸人亟逃，人皆迂[3]之。久之祸益剧，乃稍信前说，见鼠死则尽室以行，且多服解毒泻热之品，由是获免者甚众，越端午乃稍稍息。事后细询中疫之家，乃叹曰："信哉！此地气，非天气也。"何者？同一邑也，城市者死，山林者免焉；同一宅也，泥地黑湿者死，铺砖筑灰者免焉；暗室蔽风者死，居厅居楼者免焉。况一宅中，婢女、小儿多死，坐卧贴地，且赤足踏地也；妇人次之，常在室也；男子静坐，又次之，寡出不舒散也。且疫作时，其宅每热气从地升，猛者如筒烟上喷，缓者如炉烟缭绕，触之则头晕目赤而心燥，急取凉风吹解，病乃可救。当其时，宅中人为气所感，懵然不觉也。旁观者见热气自足而胫而股而腰，若不出见风，热气逼至胸膛喉舌间，则

原
起
论

病作矣。有平时在墟市得病者，舁[4]归家，其轿门逆风者愈，闭轿门者竟死。且有棺殓将葬，盗尽窃其衣服，夜得风露凉解遂生者，其故亦瞭[5]然矣。所可恨者，富贵之人，珍重太过，不敢见风，不肯服寒峻之品，遂至韫[6]热不救。至婢女得病，又虑其传染，病未甚即弃置不顾，此真俗见之误也！夫鼠穴于土中，受地气独早也。顾其死者目必突而赤，顷刻有蛆，气极臭秽，移置他处，转面向风，勿触其气。[批] 埋鼠须择荒避之地，冢要三尺余深，使其气不能出而感人，此是第一要紧。尝有鼠朽腐箱内，妇女开箱，触其臭即晕跌死；有见死鼠甚巨，舞摩玩弄而后瘗[7]之，归坐即死；有鼠将死而猫噬之，猫死，人食其猫，人死。高州城外瘗鼠处，牛龁[8]其草，牛死，犬亦如是。彼鼠之生者，则渡水远逃，常衔青草，但不知此草何名，可以作治疫之药否？所逃之处，则皆清凉近水之区也。既而匪徒遍传放药，借端滋事，人心惶惑。或谓是疫皆毒药所致，识者非也。所虑者，广西雷廉，二十年来，皆十一月疫起，五月疫止，城市者重，村落者轻，恐高州亦难免后祸。吾不知医，无从剖析方剂，姑就所闻于朋友者，述其避法、治法于后。光绪十七年冬初，吴川吴宣崇识。

【注释】

[1] 安南：今之越南。

[2] 明年：第二年。

[3] 迂：绕远之意。

[4] 舁（yú 于）：轿子。

[5] 瞭：同"了"。

[6] 韫（yùn 运）：蕴藏之意。

[7] 瘗（yì 易）：埋葬。

[8] 龁（hé 合）：咬。

【提要】本条论述鼠疫的传播途径。

【精解】广东暴发的鼠疫，最早是从越南开始发生的，传播至广西，后蔓延到广东各处。鼠疫的发生是由于人感染了鼠疫杆菌。早期表现为淋巴结肿大，危重患者即刻死亡，症状稍轻一些的患者一般三五天内去世。医生束手无策，用苦寒之剂或放血疗法救治，也仅存活十之一二。究其原因发现，乃处阴暗潮湿之地、居空气不流通之所者，容易被感染。

本节还提到鼠疫的预防措施，即不要接触死鼠，不要面对死鼠，且深埋死鼠。

避法第一

【原文】[批]凡看疫症，切勿对面。盖男子疫毒自口出，妇女疫毒自阴出也。说见陈修园《医录》。避之之法，当无事时，庭堂房屋，洒扫光明，厨房沟渠，整理洁净，房间窗户，通风透气。凡黑湿处，切勿居住。闻近邻有鼠死，即要时时照察，埋鼠时掩鼻转面，勿触其气。如误触其气，急取逆风吹散之。此《内经》所谓避其毒气，天牝鼻也从来，复得其往[1]之法也。并宜时常用如意油拭鼻，以避邪气。家中人不可坐卧贴地，奴婢、小儿，俱要穿鞋，农人亦宜穿草鞋，以隔地气分界各村，赤脚者多死，后俱穿鞋，遂平安。疫势稍急，即宜遽避，得大树下阴凉当风处为妙树下避疫，外夷法也。验之本地，屋在树下俱平安。或泛舟水上尤妙，否则居近水当风处亦佳。雷廉十余年，凡船户及蜑[2]家棚，从无犯此症者，可知也。水以大江大塘为胜，若止水小塘，当疫发时，无不翻底黄浊者，然仍胜于无水处。若不得近水，则岭顶四面当风处亦好各乡避居岭坳者有祸，居岭顶者平安，得风故也。居城者，能上城堞[3]避之亦可高州居城堞者，俱平安。[批]此法尤妙。倘无处可避，则每日全家男女，俱出屋外有树木处，高坐吹凉，夜间回家，仍要开窗透风，且用极幼细之沙厚铺床底，将房间屋瓦拆开见天，自然平安此神授方，用之有验。设避居他宅，必须清凉疏爽，不可众人拥杂一处，反易致病。倘或感病，即时移出大树下当风处，必要高床高凳，切勿近地。若近地则感受毒气，更速之死。观避出而睡平地者，死反多于在家，其故可知也。平时不可食煎炒大热物，不可饮冷冻汤水，男子或因房事感起者，难救，尤宜戒慎。

【注释】

[1] 天牝从来，复得其往：出自《素问·刺法论》，"黄帝曰：余闻五疫之至，皆相染易，无问大小，病状相似，不施救疗，如何可得不相移易者？岐伯曰：不相染者，正气存内，邪不可干，避其毒气，天牝从来，复得其往，气出于脑，即不邪干"。天牝即人的鼻腔。

[2] 蜑（dàn 但）：中国古代南方少数民族。

[3] 堞（dié 叠）：城墙上齿状的矮墙。

【提要】本条论述鼠疫的预防（瘟疫预防的根本大法：养正气和避邪气）。

【精解】鼠疫的预防包括以下几方面。

（1）环境整洁，空气流通："庭堂房屋，洒扫光明；厨房沟渠，整理洁净；房间窗户，通风透气。"大树下阴凉当风处""岭顶四面当风处"也是避疫的好地方。

（2）不可聚集，保持社交距离："不可众人拥杂一处，反易致病。"

（3）虚邪贼风，避之有时："凡看疫症，切勿对面。""埋鼠时掩鼻转面，勿触其气。"

（4）把住鼻腔这一"关"："避其毒气，天牝从来，复得其往。"

（5）节饮食，远房帷："平时不可食煎炒大热物，不可饮冷冻汤水，男子或因房事感起者，难救。"

医法第二

【原文】医治之法，《金鉴·外科·面部》名曰时毒他处呼为痄子疮，即此症，首用荆防败毒散，继以连翘消毒饮、透脓散。然不甚效。陈修园医书用白莲须、白鸽屎、螺蛳菜诸方，然亦不甚效。总之此症热毒在血分，必以凉血解毒泻热为主自原起至此皆吴原本。

【提要】本节再次强调鼠疫的治疗应以清热凉血解毒为主。

【精解】鼠疫的治疗非一般清热解毒药可治，结合病机特点及临床表现，应以清热凉血解毒为大法。

补原起论症及禁忌

【原文】疫由天地之气固矣。然天气下降，地气上升，此常理也，何如变而为疫？吾尝验于城市村乡间而知其故矣。盖城市污秽必多，郁而成沴[1]，其毒先见；乡村污秽较少，郁而成沴，其毒次及。故热毒熏蒸，鼠先受之，人随感之，由毛孔气管入，达于血管，所以血壅不行也。[批]热毒中血，血壅不行，实为病原，对此用药，方免于误。血已不行，渐红渐肿，微痛微热，结核如瘰疬，多见于颈、胁、腋[2]、膀、大腿间，亦见于手足、头面、腹背，尔时体虽不安，犹可支持，病尚浅也。由浅而深，愈肿愈大，邪气与正气相搏，而热作矣。热作而见为头痛身痹，热甚而见为大汗作渴，则病已重矣。若热毒愈深，瘀血愈甚，泛见于外，则有疔疮等症；逆而妄行，则有衄咯等症；上攻心包，则有谵语等症；下扰肠腹，则有胀痛等症，皆乃危症也。[批]此时急治，百不失一，过此非重即危断保全。然按症加药，急追多服，十可救八九。危症以下，若误时、误药，非双剂急追，断难挽救。久误多误，更难措手。若疫气由口鼻气管入，热毒直达脏腑，初病暴作热、渴、痛、痹、昏、懵等症，或疫症盛时，猝不省人事，手足抽搐，面目周身红赤，皆未见有核此初起至危症。与病四五日，即见目瞑、耳聋、唇焦、舌黑等症此因误之至危症。其病为更深，其症为更危。甚而服药即吐，牙关紧闭，亦可救，救法见下各症治法条。至脉厥体厥，面青面蓝，与喷血不止者，更可知矣。至危之症，有热后见核者，其初实与伤寒伤风同，然绝不同也。盖此由热感，嗽咳无鼻涕，头痛无项强，渴甚喜饮冷，热后不怕风，并见神气昏迷，手足酸痹，且脉右盛于左，相类而实不类。其猝不省人事，手足抽搐，亦与风症、脱症异。盖风症、脱症，面目周身不红赤也，细辨自知。见核作热在出麻痘之时，亦宜服此方，以此症至危至速，此方亦兼治麻痘。即有热无核而虑其出麻痘，验之两耳尾、两栋指尖不冷，知非麻痘也。服药后，口嗽瘀血，小便如血，大便下血，妇女非月信血至，系瘀血外行，为顺症，不必虑。初愈后，手足微冷，气血未达也，与本症之热厥异，与虚寒之寒厥亦异，对时[3]自暖。愈后七八日不大便，精液未充也，与前之热毒秘结异。愈后身与足浮肿，气复而血未复，气无所依附也，与气滞而郁之气肿异，与水泛而溢之水肿亦异，二三日血复自消。重危之症，初不急追多服，日夜唯二服。至六七日汗出瘀下，病愈人困，几无人色，昏昏熟睡，脉亦和缓，无汗，困也，非脱也。以上四症，皆足骇人，切勿温补、寒下、破气、利水，以致虚而又虚，热退复热，予见多矣，无庸慌张，唯食取清润，药用滋阴，安静调养，十余日愈矣。症已属热，药忌温散，如麻黄、桂枝、细辛、羌活、独活、防风、荆芥、陈皮、半夏、香薷、香附，及姜、附、桂、参、术、芪。凡一切焦燥温补之药，初不宜用，即热未尽除，核未尽消，仍不宜用。芩、连苦寒，清热必用，然苦寒化燥，固不可多次用，亦各有专经，尤不可紊乱用。见于吴又可、吴鞠通之书。黄、硝善下，攻邪必用，然亦未可骤用。盖初病发热，邪尚在表，遽下必陷入里，必见胀痛结流，及脉厥体厥，六症有一，方可速下，宜速下者不宜迟，宜重下者不宜轻。若老弱宜酌下，切勿迟疑自误。即退热之药，亦有未可误用，如地骨皮能治骨蒸虚热，何首乌能退入里阴邪，此症误用，必引邪深入，热难退而足肿矣。热清核未尽消，仍宜戒口，鸡、鸽、牛、羊、虾、蟹、葱、蒜、糯米、面、酒，凡生冷热滞有毒等物，切不可食。初起微热，固忌艾火、房事。及热初退，尤忌冷粥、热粥此最易犯、荞麦俗名三角麦，悲伤、恼

25

怒、吵闹犯必即死，亦忌饱食、炙火、厚味犯必复病。夫鼠疫，阴也，血亦阴也，以阴感阴，最为易入。妇女属阴，中毒尤多，故其症每起于阴盛之时，而消于阳盛之候。今将验方症治列后。

验　方

初起切勿减少药味，减轻等份。

连翘三钱　柴胡二钱　葛根二钱　生地五钱　当归钱半　赤芍三钱　桃仁八钱，去皮尖，打碎　红花五钱　川朴一钱　甘草二钱　[批]此方关键，全在归、朴二味，盖归为血中气药，朴为气中血药，血气流通而病安有不愈乎？文凤山志。

此方《医林改错》名曰解毒活血汤，原方用枳，兹改为朴，均行气药，以朴色赤，取其入血分耳。至轻重之数，翘改重而柴改轻，亦以热毒重邪气轻之故，非敢谬为更改也。方内生地，有热用小的，无热用晒干大的；甘草有热用生的，无热用炙的。一取其清热，一取其滋阴也。治法条所谓加者，加于原方之内也；并加者，加外又加也；照加者，照上加也。所谓轻加白虎者，石膏五钱，知母三钱也；重加者，石膏一两、两余，知母五钱也。余俱详治法条。桃仁、红花必重用，石膏、大黄有时必重用，详释疑说条。至重危之症，必照方照法，加重急追方效，尤以不误药、不误时为要。煎药尤宜得法，一二三日病在上焦，药味取其轻清，煎宜六七沸；四五六日病在中焦，药味取其稍重，煎宜十沸；七日以后，病在下焦，药味取其浓重，煎十余沸。此方药已大剂，水用二碗半，先用大煲煎合沸数，倾入小煲，复入水大煲，再煎再倾，煎回大半碗服。大黄、朴硝不宜久煎，煎药将好，方入同煎二三沸可矣。羚羊角、犀角、石膏，宜另煎，久煎，方能出味。西藏红花另用开水泡局，以全气味。均去渣，和药服。

各症加法、病退减法及善后法，俱详治法条，复病治法，详复病条。

【注释】

[1] 疹（lì立）：灾害。

[2] 腌：同"腋"。

[3] 对时：一整天。

【提要】本节提出鼠疫的病机证治。

【精解】

1. 鼠疫的病因病机

（1）以阴感阴，最为易入："其症每起于阴盛之时，而消于阳盛之候。"

（2）秽浊之气，郁结为害："热毒熏蒸，鼠先受之，人随感之。"热毒由毛孔气管侵入人体，达于血管，血壅不行，发为鼠疫。

2. 鼠疫的临床表现　发热、汗出而渴、全身淋巴结肿大，甚则出现疔疮、咯血、衄血、谵语、胀痛等危重证候。抑或疫气热毒直达脏腑，初病即暴作热、渴、痛、痹、昏、憒等症，或疫气热毒炽盛，突然出现不省人事、手足抽搐、面目周身红赤等危症。

鼠疫发作之初须与外感病鉴别，危重症须与中风脱证相鉴别。

3. 鼠疫的治疗原则

（1）急治、重剂、频服，方可扭转、截断病势。

（2）胀、痛、结、流、肢厥、体厥等六症有一者，方可速下，"宜速下者不宜迟，宜重下者不宜轻"。

（3）老弱宜酌下，切勿迟疑自误。

（4）热毒和瘀血皆重者，则须加大解毒活血汤中清热、活血药物剂量。

4. 药后有效及愈后表现

（1）药后瘀血外行，为有效，如"口嗽瘀血，小便如血，大便下血，妇女非月信血至"。

（2）初愈后手足微冷，是因气血未达。

（3）愈后七八日不大便，是因精液未充。

（4）愈后身足浮肿，是因气复而血未复，气无所依附，二三日后血复自消。

（5）重危之症，愈后人困，几无人色，昏昏熟睡，脉亦和缓，无汗。

5. 治疗禁忌

（1）切勿温补、寒下、破气、利水，否则会致虚而又虚，热退复热。

（2）药忌温散，如麻黄、桂枝、细辛、羌活、独活、防风、荆芥、陈皮、半夏、香薷、香附，及姜、附、桂、参、术、芪等。

（3）焦燥温补之药，不仅疾病初期不宜使用，即使到疾病后期，只要余热尚存、淋巴结肿大没有完全消退，同样不宜使用。

（4）黄芩、黄连苦寒清热，但苦寒之品易化燥伤阴。因其各有专经，故在临证应用时，首先要辨清上、中、下焦之热，其次要中病即止，不可长期、反复应用。

（5）大黄与芒硝泻下、清热，为攻邪必用之品，但在热病初起时不可贸然使用，否则会致初起在表之邪内陷入里，而成危重变证。

（6）退热之药亦须辨证使用，如地骨皮能治骨蒸虚热，何首乌能退入里阴邪，等等。在热病中误用退热药，必引邪深入而成变证。

（7）余热未清，淋巴结肿大没有完全消退者，饮食仍须戒口。凡生冷、热滞、有毒等物，如鸡、鸽、牛、羊、虾、蟹、葱、蒜、糯米、面、酒，切不可食。

（8）生活宜忌方面：鼠疫初起微热，忌艾火、房事。疾病后期，热初退，忌冷粥、热粥，悲伤、恼怒、吵闹，亦忌饱食、炙火、厚味。若违反生活宜忌，可导致疾病复发或加重，甚至死亡。

6. 解毒活血汤

（1）组成：连翘三钱 柴胡二钱 葛根二钱 生地五钱 当归钱半 赤芍三钱 桃仁八钱，去皮尖，打碎 红花五钱 川朴一钱 甘草二钱。

（2）方解：此方由《医林改错》之解毒活血汤化裁而来。本方以色赤之厚朴易原方之枳壳，取其入血分。鼠疫证候乃热毒重而邪气轻，因此较原方加重连翘用量，减轻柴胡剂量。至于本方所用生地，有热用小的，无热用晒干大的；甘草有热用生者清热，无热用炙者滋阴。重用活血的桃仁、红花。根据临证情况选择石膏、大黄用药剂量，必要时亦可大剂量使用。

对于鼠疫之重危证候，必照方、照法，加大药物剂量，且连续服药，方可显效，尤以不误药、不误时为要。

（3）煎药法：①根据上中下三焦的不同部位，决定煎药时间的长短。"一二三日病在上焦，药味取其轻清，煎宜六七沸；四五六日病在中焦，药味取其稍重，煎宜十沸；七日以后，病在下焦，药味取其浓重，煎十余沸。"②根据组成药物有效成分煎出的快慢，确定煎药顺序（药物先煎后煎）。"大黄、朴硝不宜久煎，煎药将好，方入同煎二三沸可矣。羚羊角、犀角、石膏，宜另煎久煎，方能出味。西藏红花另用开水泡局以全气味，均去渣和药服。"③对煎药用水作出规定。"此方药已大剂，水用二碗半，先用大煲煎合沸数，倾入小煲，复入水大煲，再煎再倾，煎回大半碗服。"

各症列

【原文】核小色白，不发热，为轻症，宜戒口戒色，切不可忽，亦宜急治。

核小而红，头微痛，身微热，体微酸痹，为稍重症。若面目红赤，旋必大热、渴、痛、痹，照重症治。

单核红肿，大热大渴，头痛身痛，四肢酸痹，为重症。

多核嫩红，随时增长，热渴痛痹，疔疮起疱，或白或黑，破流黄水，或突起如奶头及斑黑片如云、疹红粒如麻、衄鼻牙舌出血、咯咯痰带血、谵语说懵话、癫狂、腹痛腹胀稍痛胀不必甚、大便结、热结旁流有粪汁无粪渣，勿误为泻，皆危症。若服药后嗽咳嗽出瘀块、下大便下瘀，妇女非月信来血，系毒外出，佳兆也，不在此例。

或陡见热、渴、痛、痹四症，或初恶寒，旋见四症，未见结核，及舌黑起刺，循衣摸床，手足摆舞，脉厥无脉可按、体厥身冷也，与疫症盛时，忽手足抽搐，不省人事，面身红赤，不见结核，感毒最盛，坏人至速，皆至危症。

【提要】本节论述从淋巴结的大小及兼夹症状判断鼠疫病情的轻重。

【精解】本节一开始便明确提出只要有淋巴结肿大，无论大小，也无论是否有发热的兼夹症状，都应高度重视，积极治疗。

本节详细介绍了鼠疫轻重者的淋巴结的大小及兼夹症状。

即使没有淋巴结肿大，只要见热、渴、痛、痹四症，或出现失神的表现，皆是因感毒最盛，伤人最甚而致的危症。

治法列

【原文】内宜服药，外宜涂敷方附后，忌贴膏药。

轻症照原方日一服，稍重症日夜二服，加银花、竹叶各二钱。如微渴、微汗，加石膏五钱、知母三钱，少则二三剂愈，多则六七剂愈，未愈不妨再服，以愈为度。重症、危症、至危症，初起恶寒，照原方服，柴胡、葛根各加一钱。若见大热，初加银花、竹叶各三钱，西藏红花一钱，危症钱半，如无西藏红花，本方红花可用八钱，或加紫草茸三钱，或加苏木三钱亦可。若热渴至懵有汗，并加白虎汤。强壮者石膏少七钱，多一两[批]石膏、大黄，谁肯重用、连用，然屡试必多用方效，故特改重，知母少三钱，多五钱，粳米五钱，本方甘草改三钱是也；疔疮加紫花地丁三钱，疔黑者，用针围刺，括出毒血，外用药粉频涂，以拔疔毒；小便不利，加车前草三钱；痰多，加贝母三钱。危症，本方翘、芍、地、草各加一钱，至危症，四味各加二钱，并加重白虎，竹叶、银花各三钱，羚羊角、犀角、西藏红花各钱半[批]西藏红花去瘀最捷，瘀未外出，皆宜酌加，皆宜日夜连三服。服后热渴仍不退，照原方双剂合服，日夜各一服，唯柴、葛、归可照加倍，各酌减一钱，朴酌减五分，余俱加倍，仍加重石膏、知母、竹叶、银花、羚羊角、犀角、西藏红花也。[批]羚去恶血，犀解百毒，皆能清热驱邪，不独衄、咯、谵语等症为尤宜，即热渴烦躁之时，皆宜三味，皆有财者，所宜酌加也。双剂服后，热渴仍不减，不妨双剂照加，再服数剂，以热渴退为度。热渴退而未清，切不可止药，用单剂日夜二服止药多复病，仍按症加药，稍为酌减。热初退时，切忌食冻粥、热粥忌食各物见上补原起条。若外热减而内热不减，热在胸两乳对中处，热毒入包络，必神昏谵语，加清宫汤[1]，日夜三服，元参心、麦冬不去心各三钱，丹竹叶心如无，用笋[2]竹叶心亦可、羚羊角、犀角各二钱，莲子心五分如无不用是也，并加西藏红花钱半，日夜连三服，以退为度。[批]此谵语热毒在上焦，故以治上焦为主。热退未清，间有谵语，仍日夜二服，加药酌减，贫难备药，可加竹叶心、生灯草、紫草茸各三钱，或加苏木三钱亦可，服法照上。若见癫狂，双剂合服，加重白虎并竹叶心、羚羊角、犀角、西藏红花各三钱，照上服法。[批]癫狂危极矣，非大剂急服断不能挽。贫难备药，可除羚犀三味，加黄芩、麦冬各五钱，下有治案可查。癫者捉住灌药，牙关紧者撬开灌药，皆要扶起，牵仰其首，用锡壶入药，灌之自易。病稍退后，要接服药。若服药即吐，热毒攻胃，取生丹、竹茹三钱如无即用笋竹、湿盐轻搓，洗煎先服。服药不吐，或用姜汁点眼角，并擦天柱骨亦可。热在膈胸下凹处，热毒入营，舌绛而干，反不渴，加清营汤[3]，犀角、元参、麦冬、银花各三钱，丹参二钱，合本方连翘、生地是也。[批]无汗宜加紫背浮萍三钱。并加西藏红花钱半，日夜连三服，未愈再照服。血从上逆，见衄、咯等症，加犀角地黄汤[4]，犀角、丹皮各三钱，本方生地改一两，赤芍如旧是也，并加西藏红花钱半，日夜连三服，未愈照再服。见斑，加化斑汤，即白虎汤见上加元参三钱、犀角二钱是也。见疹，加银翘散，银花、牛蒡子各三钱，竹叶、大青叶、丹皮各二钱，合本方连翘、甘草是也。二症多见于大热后，当大热时见，宜日夜三服；微热时见，日夜二服。若舌苔微黄，外微热，而内烦恼懊恼烦闷坐卧不安也，加元参、沙参、栀子、黄芩各三钱，或并加淡豆豉二钱，日夜三服，皆以愈为度。以上皆二三日内上焦症也。若敢按症加药，按时服药，服药已多，热毒必解，其瘀或从经络散，或从咳嗽出，或从二便下，其病必轻，纵[5]核未消，将原方加减接服加减法在本条之下，便可收功。过此传入中焦，有体壮毒盛而传者，有误服忌药，助毒致盛而传者，有改轻改缓，积毒致盛而传者，此时犹不按症加重，急追多服，必无望矣。其症核愈肿大，面目红赤，舌苔老黄，午后热甚。若兼见渴，强壮者加重白虎汤见上；脉浮而促，加减味竹叶石膏汤，竹叶五钱，石膏八钱，麦冬六钱，本方甘草改三钱是也。二症能加羚羊角、犀角、西藏红花各钱半更好，或加栀子、黄芩各三钱亦好，皆宜日夜连三服，未愈再照服，以热退为度。热退未清，忽恶寒，旋大热，是谓战汗，汗透热解。若人虚，汗出未透，致热未清，宜加增液汤以助其液，汗出自透。元参一两，麦冬与本方生地各八钱是也。日夜二服。余热未退，小便闭而谵语，加车前、木通各二钱，羚羊角、犀角各钱半，贫者加车前、木通、淡竹叶、丹竹叶心各二钱，日夜二服，以小便利、热退清为度。[批]此谵语由小便闭，故以通小便为主，兼治心肺。热退清，间有谵语，亦无妨矣，加淡竹叶、竹叶心各钱半，每日一服，数服可愈也。甚而大热大渴，舌黑起刺，腹胀腹痛胀痛不必大甚，微有胀痛即是，大便结而谵语[批]此谵语由大便结，故以治大便为主，兼治心肺，热结旁流纯流稀汁，绝无粪渣，体厥手足身冷，脉厥脉伏而无，六症见一，皆宜下。此时危在旦夕，宜急不宜缓，亦宜重不宜轻。[批]重下之症，有陀村治案三则可查。故人属强壮，脉沉数有力，或沉小而实，宜用双剂加大承气汤，大黄少七钱多一两、朴硝少三钱多五钱、枳实，合本方川、朴各二钱是也，能并加羚羊角、西藏红花各二钱更好。一服不下，不妨双剂照加再服，以下为度。此系屡试，必重用方效，故特改重。重用未见有直泻者，不过大便稍利耳，亦并未见有连来二次者。如虑多泻，可备老咸王瓜皮粥以待，再泻食之可止。下后热仍不退，痛胀结流，四症见一，余毒未清，仍宜用下，药用单剂，加大黄五钱、朴硝二钱、川朴钱半接服。若下，热必退矣。下后，仍有微热，间有[6]谵语，加羚羊、犀角、西藏红花各一钱，日夜二服，以热清为度，贫者可加淡竹叶、竹叶心各二钱。无热仍有谵语，本方柴、葛减半，加元参、麦冬各二钱，淡竹叶、竹叶心各一钱，日夜二服可矣。

　　若大热大渴，兼见痛胀结流四症之一，人壮脉实，不妨重加白虎承气同服。药用双剂，以下为度，此表里双解法。富贵之家，惧石膏、大黄之多，可加羚羊、犀角、西藏红花各三钱，熊胆一分半，竹叶心二钱，药用双剂，连二服。如仍热不退，便不下，可并加石膏、大黄各五钱，以下为度。以上皆六日以前中焦症也。若至七日，则传下焦其症见上症治条，治法兼滋阴，本方加元参六钱。若前失治，仍热渴不退，人属强壮，可重加白虎汤见上，日夜三服，以热退为度。若见痛胀结流等症，人属强壮，可重加大承气汤见上一二服，以下为度。仍有微热，独见燥结，可加增液汤以润之方见上，日夜二服。仍不下，可加小承气汤，大黄五钱，川朴、枳实各一钱是也，一服不下，不妨再服，以下为度。若口燥舌干，齿黑唇烈[7]，不甚热渴，脉见虚大，本方除柴、葛，加一甲复脉汤[8]，本方生地改用大干生地六钱，甘草改用炙草六钱，赤芍改用白芍六钱，余药照旧，并加麦冬不去心五钱，阿胶、芝麻仁各三钱是也。日夜二服，液仍不复，可并加调胃承气汤以和之，大黄三钱，朴硝五钱，合本方甘草二钱是也。日夜二服，以液生为度。若无别症，唯核未消，余时不热，独见子午潮热，本方除柴、葛，改用大干生地，各药照旧，加元参五钱，日夜二服，约三四服，热可清矣。潮热谵语，并加竹叶心十枝为别。以上皆下焦症也。若夫直中直中者，初起即直中三焦之症，初起大热大渴上焦症，二三日即见痛胀结流中焦症，舌色金黄，痰涎壅甚下焦症等症，此三焦俱急也。人壮脉实，药用双剂，重加白虎、承气二方见上、小陷胸汤，半夏、栝楼根各三钱，黄连二钱是也，半夏宜减半，日夜连二服，以病退为度，能加犀角、羚羊角、西藏红花各三钱更好。凡白虎、承气同用，即取石膏、知母、大黄、朴硝可也，原方不必用全。

若疫盛行时，忽手足抽搐，不省人事，面目周身皆赤，此鼠疫之急症，非风非脱，切忌艾火与参[9]，急用大针刺两手足拗处，约半分深，捻出毒血，其人必醒。或用生姜十余两捣烂，手巾包裹，蘸热酒，周身重擦，自上而下，亦醒；或拈痧，或刮痧，亦可醒。醒后即照原方连服二三剂，若见结核发热，照上法治。老弱幼小，急追只用单剂，日夜唯二服，加石膏、大黄减半。所加各药，小儿皆宜减半。五六岁者，一剂同煎，分二次服，重危之症，一剂作一服。幼小不能服药，用针刺结核三四刺，以如意油开药末方见下，日夜频涂十余次，亦可愈，但药末要各药等分方效。妇女同治，唯孕妇加王芩[10]、桑寄生各三钱以安胎，初起即宜急服，热甚尤宜急追，热久必坠胎也。若疑桃仁、红花坠胎，可改用紫草茸、紫背天葵各三钱，唯宜下者，除朴、硝，诸症皆除。唯核未消，仍宜服药，瘀去未尽，必成疮也。原方除柴、葛，改用大干生地六钱，甘草改用炙草，与当归俱加倍，其余减半，加元参五钱，气虚可加生芪二三钱，每日一服，三四服，核必渐消。如消未尽，当归四钱，大干生地、元参各六钱，翘、芍、桃、红减三分之二，生芪四钱，川朴五分，炙草三钱，再数服，或消散，或破流黄水，愈矣。初愈改用原方，实滋阴去瘀，善后之良方也。人虽虚弱，切忌温补。盖热证伤阴，初愈，古法唯滋阴，戒温补，况结核未散，即热毒未清，温补助热，其毒必发，此时体虚，再病必无救矣。唯质素虚寒，偶感热毒，调治既清，复回本质，症见虚寒，然后用补，亦宜阴阳两补，勿遽温补、峻补，贻害也。病时热结旁流，初愈昏昏迷睡，手足微冷，核消后微有浮肿。愈后六七日不大便详见补原起论症条，皆宜小心体认，切勿仓皇误事。

愈后六七日不大便用六成汤

当归钱半　生地五钱　白芍一钱　天冬一钱　麦冬一钱　元参五钱

二服，大便自易。

愈后手足微有浮肿用补血汤

生芪八钱　当归四钱

原方芪一两、归二钱，改用似较相配。

是症除十分老弱难救外，余皆可救。唯误药、误时，与不小心调养者，较难措手，要先移病者置通风处为要，盖此症不怕风，正宜借风吹散其热毒耳。

是方桃仁、红花多用，已骇人耳目；石膏、大黄又复多用，更骇人耳目。试思此症，本无多时，迟疑轻用，药不胜病，必致贻误。况此系屡试屡验，传之已广，慎勿听旁人浮言，致受自己实祸。

以上诸法，俱从屡次试验得来，症以强壮者为多。故于人属强壮，病盛热毒，家复有余者，每于重危之症，必加羚羊角、犀角、西藏红花，取其见效较捷耳。无如[11]人情多俭，富者闻而退缩，贫者更可知矣。兹为推广，分别热盛、毒盛两途，随症加药，亦足以治病。如初起系热盛之症，加石膏、知母、淡竹叶，或雷公根、地胆头、白茅根之类，便可以清热；如兼有毒盛之症，加金银花、牛蒡子、人中黄之类，便可以解毒；若热毒入心包也，羚、犀、花虽属紧要，然加生竹叶心、生灯心、黄芩、栀子、麦冬、莲子心、元参心之类，便可除心包之热毒；若热毒入里也，加大黄、朴硝、枳壳以泻之，便可去肠腹之热毒。如此则贫者亦费无几矣，老弱幼亦可类推酌减。唯要照方按法，急服多追，方可见效。若改轻改缓，固属自误，即每日一服，一二服即以为不效，何异以杯水救车薪之火，即谓水不胜火也？方受冤，而病者更受冤，不诚可痛哉！

【注释】

［1］清宫汤：出自《温病条辨》，由元参心、莲子心、竹叶卷心、连翘心、犀角、连心麦冬组成，功在清心解毒、养阴生津。

［2］筇（lè乐）：古书上说的一种竹。

［3］清营汤：出自《温病条辨》，由犀角、生地、元参、银花、连翘、元黄连、竹叶心、丹参、麦冬组成，功在清营解毒、透热养阴。

［4］犀角地黄汤：出自《外台秘要》，由犀角、生地、丹皮、芍药组成，功在清热解毒、凉血散瘀。

［5］纵：纵然之意。

［6］冇（mǎo卯）：训为"有"。

［7］烈：同"裂"。

［8］一甲复脉汤：出自《温病条辨》，由炙甘草、干地黄、白芍、麦门冬、阿胶、牡蛎组成，具有护阴存津之效。主治下焦温病，热邪伤阴，大便溏甚；温病后期，阴液亏虚证。

［9］参：指补益类药物。

［10］王芩：即黄芩。

［11］无如：语气词。

【提要】本条论述解毒活血汤加减应用。

【精解】

（1）予内服药时，首先要辨清病位，不同病位的治疗各有侧重。再根据临床证候加减用药，临证是否用重剂，不是依据身体的强弱或年纪的大小，而是病情的轻重。

（2）对于危重患者，须加用清热护心之犀角、羚羊角、藏红花，使毒不攻心。"每于重危之症，必加羚羊角、犀角、西藏红花，取其见效较捷耳。"

（3）治疗贫贱者，尽量使用药价低、疗效好的药物，本节提出了犀角、羚羊角、藏红花临证替代品，给经济困难家庭的治疗带来可能。"无如人情多俭，富者闻而退缩，贫者更可知矣。""分别热盛、毒盛两途，随症加药，亦足以治病。如初起系热盛之症，加石膏、知母、淡竹叶或雷公根、地胆头、白茅根之类，便可以清热；如兼有毒盛之症，加金银花、牛蒡子、人中黄之类，便可以解毒；若热毒入心包也，羚犀花虽属紧要，然加生竹叶心、生灯心、黄芩、栀子、麦冬、莲子心、元参心之类，便可除心包之热毒；若热毒入里也，加大黄、朴硝、枳壳以泻之，便可去肠腹之热毒。""如此则贫者亦费无几矣，老弱幼亦可类推酌减。"

（4）对于一些特殊症状应当仔细辨证，在做好鉴别诊断的基础上开具处方。如：谵语或"由小便闭，故以通小便为主，兼治心肺"，或"由大便结，故以治大便为主兼治心肺"。

（5）本节提出鼠疫传变的3个原因："有体壮毒盛而传者，有误服忌药、助毒致盛而传者，有改轻改缓、积毒致盛而传者。"

（6）本节提出治疗过程中的饮食宜忌。

（7）治疗鼠疫切忌误时、误治。

（8）外用药忌贴膏药，可用药末涂敷。

复病治法

【原文】此症最易反复，有微热未清而复，有微热方清而复，以伏邪未尽也。谓之自复，查所复何症，照方按症加药，以清余邪，自然获愈。有瘳后或因饱食而复，或因厚味而复，以食物阻滞，谓之食复。轻则捐谷自愈，重则消导方瘳，加神曲、山楂、麦芽以去滞，自然获愈。有因梳洗、沐浴、多言、妄动而复，谓之劳复。脉和症轻，静养可愈；脉虚症重，调补血气方愈。勿用寒削。因服参、桂而复，急服绿豆、山楂汤以解之，用清补滋润药以调之。以上各症，有核无热，照方酌减服。若因怒气房劳而复，最为费手。愈后六七日，见胀痛、吐泻等症，已非原病，宜按脉症调治。愈后宜调补，尤宜静养，节饮食，慎言语，谨起居，戒恼怒，寡嗜欲也。

此方以桃、红为君，而辅以归，去瘀而通壅；翘、芍为臣，而兼以地，清热而解毒；朴、甘为佐使，疏气而和药，气行则血通；柴、葛以解肌，退热而拒邪，邪除则病愈。唯其对症用药，故能投无不效。他乡用之，十愈八九，唯我陀村，著效极多。以用法有善、不善之分，尤在服药有急与缓、多与少之别也。统计见效之处，石城以陀村石岭一方为最，城内安铺及各乡次之；化州以新安一方为最，州城及各乡次之；廉府以城厢内外为最，山口、北海及各乡次之；琼府以海口为最，海田及府城次之；雷府以平石为最，城月及各乡又次之。救人不知几岁矣。省垣西关众善士，将第二次存高郡联经堂刻本刊发；钦州李直刺，将第三次存省垣圣经堂增本刊发；海口众善士，将第四次存高郡联经堂增本刊发。印送已多，流传亦远。方到之处，苟无蛊惑迟疑，即敢急追多服，勿以小愈而中止，必以瘳愈为收功，庶几有济耳。夫鼠疫，死症也；此方，生方也。以必死之症而不敢一用可生之方，吾固惑矣；以必死之症而不敢尽用可生之方，吾愈惑矣有一二服未效而弃置者，有数服稍效亦弃置者。众曰气数，吾亦曰气数而已矣，夫复何言！

经验涂核涂疔疮方

凡小儿平时生疮，白疱黄水疮，涂之均效。

口米朱砂五钱　木鳖仁八钱　雄黄五钱　大黄五钱　四六片[1]二钱　蟾酥二钱　紫花地丁五钱　山慈菇八钱

切忌麝香，涂必暴肿。

共为细末，开搽油频涂，清茶亦可。

琼州鲍游府用此方，各味等份，开如意油频涂甚效，须先四面轻针结核。[批]小孩不能服药，用鲍游府涂法甚妙。

又方　木鳖仁研末开醋频涂

经验敷药方

羊不挨[2]瓠三敛者佳，土人种作园篱，微笋多白汁，去皮取瓠　酒糟如无，用隔宿粥　盐

三味同槌频敷。

又方　天仙子[3]研末调醋，厚敷频涂药汁，日易五六次

又方　木芙蓉花无花用叶　指甲花[4]无花用叶　红花家种的　马齿苋

同槌频敷。

以上各方均效，多列以便随取，涂敷皆以多次为妙。核，涂敷均可；疔疮，独宜涂。

附　陀村治鼠疫毒轻法

初起少而缓，少大热大渴痛痹等症，照此条治

【原文】一专信方免误药　二急服药免误时　三广施药免传染

此症坏人甚速，误药固死，误时亦死，无钱服药亦死。我村唯不忽人所忽，绝无怀疑，专信此方。于疫初起时，早晚必慎视小儿，详询婢仆。见有微核、身未热者，急用涂药，一二日愈矣。有核而头微痛、身微热者，急服涂兼施，亦一二日愈矣。故于初起时，已十愈八九。间有重症，按症加药，照日夜连追法，亦二三日愈矣；即有一二危症，照即时连追法，亦四五日愈矣。贫贱复得所救，亦无传染。故患病虽以百数，而贻误曾无一人，唯兼此三法之善，所以能收全功也。是年见症几[5]二百，施药共钱七十余千，卒能保全无一坏者，实为各处所无。

增治鼠疫毒盛法

初起多而急，多大热大渴痛痹等症，照此法治

【原文】二十一年陀村疫复作，毒盛症重。见核未热，服涂兼施，照

方三四剂愈；见核微热，日夜二服，五六剂愈。重症危症，照方加药。老弱用单剂连追法，石膏、大黄用三五钱；强壮用双剂连追法，石膏、大黄用七钱、一两、两余，外用布包药渣，温熨周身，或括痧、拈痧。或疬肿大，放血更好。有三四服热渐退者。有五六七服热渐退者。初稍误时，有十余服热渐退者。热退未清，即缓服药，反复迁延，甚有三四十服然后痊愈者。强壮毒盛，合计石膏有服至七八两者，大黄有服至三四两者，羚羊、犀角有服至四五两者，西藏红花有服至二三两者，桃仁、红花有服至斤余、二斤者。强壮病重，乘其元气尚盛，三四日即服至十一二剂，虽至危至重，约十余二十剂必愈。热清而核亦消，元气少损，愈后而人不弱。若迟缓服药，多至误事，即不误事，日久病深，服药必加。热清而核不消，元气渐损，愈后而人亦弱，初愈时必昏昏思睡数日。若初起误灸、误参，必壮热昏愦，随见谵语，其死必速。是年亦试有救法，急用双剂，加朴硝三四钱、大黄七钱一两，能加羚羊、犀角、西藏红花各二三钱更好，难取亦不必用，泻出瘀血涎沫，十可救七八。若不急下，百无一生是本乡疫初起时，一日见十余症，医者不知，误灸五人，误参四人，次日皆死。后邻乡有误教以重下，多得生者。最可怜者，重危之症，少服未效，即行置手，以至于死，实可痛恨。有气服药，尚可救生，切勿置手。石岭一刘姓中疫甚危，手足腹背六处起核，气喘如牛，热甚渴甚。一人告以双剂连服法，每双剂加石膏一两，知母五钱，羚羊、犀角、西藏红花各二钱，大煲共煎，随渴随饮，连尽二服。已奄奄一息矣，三更后大下毒瘀而苏[6]，再用单剂，热清核溃而愈。是年见症几三百，施药二百七十余千，共死四十余人，除误医与不服药二十余人外，尚救九成有余。合观二年，上年鼠死少，毒轻，少服药亦收全效。本年鼠死多，毒重，倍服药止救九成二则皆亲经验。

简便服药方

此方前刻分为二，以二人所传，兹合为一，加入行血去瘀解肌药，则合所传，而功乃全矣。

绿豆一大杯　丹竹茹三钱　柴胡二钱　葛根二钱　生地五钱　红花五六朵　坡雪麻一名地棉，一名坡银麻，叶梗均可用　红蛤屎扁叶一名红毛粪箕，一名红丝线，别名见下

俱一撮，红花、红蛤屎扁叶，有一已可，如无，加桃仁八钱打碎，红花五钱，要连服多服，以愈为度。热甚渴甚，加下生药三味，核多，加红花俱各一撮。

生药方

螺靥茶一名钱凿菜，一名雷公根　地胆头即龙胆草　白茅根即丝茅根

上三味为君，此外，随其地之所有，如金银花、土茯苓、山鸡谷即淡竹叶、坡菊、白莲叶、马齿苋之类，用大瓦锅熬水。未病者先服，清其源；既病者急服，解其毒。虽平日虚寒之人，得病亦须服此，然后可救。

黄坡经验方

红蛤屎屏叶一裹一名蛤屎，一名散血丹，叶底微红，有毛底青者，非生药、摊有卖，无叶用根 玺蚸一名偷油婆，一名臊甲　七双去头足肠翼

二味共杵烂，用赤小豆煎滚水冲入，去渣澄清，饮之。轻者，三四时泻青绿屎即愈；重者，对时乃泻亦愈。此方救人甚多。

水东经验方

蚌螺花或呼北京蚌，或呼抱心莲，人家花盆栽之

无花用叶，煎水饮之。不论其病为瘰核，为黑斑，为红瘀，为疔疮，为衄血，服之皆极效。亦有用生紫背天葵、生铁树叶煎水服，俱有效。

治疔疮方

生白菊花连根，捶取自然汁一杯，滚酒兑服，渣敷患处，留疮头不敷。盖被出汗，其毒自散。无生者，即用干白菊花四两、甘草四钱，酒煎温服。此方见《验方新编》。

治出斑方

紫背天葵　紫花地丁　金银花　生栀子　蒲公英　牛子各三钱

净水煎服。忌食粥饭米羹。痊愈身凉，方可食米气。

以上诸方，生药宜于贫家，熟药宜于富家，均可备用，故列之以备采择。此症发时，势甚猛速，必须急用猛剂，不必听医师评量斟酌，揣脉[7]论方，延迟片刻，遂致难救。所谓宋人议得定，金兵已渡江也。依此法治之，庶几百无一失，切勿迟疑自误也。自生药方起至此，亦原本。[批]此论甚是，遇危症而稍涉迟疑，必无望矣。

【注释】

[1] 四六片：中药名，又称作梅片，即冰片。

[2] 羊不挨：中药名，又称作火秧笋。味苦，性寒，有毒；归心、大肠经。有利尿通便、拔毒去腐、杀虫止痒之功。主治水肿、鼓胀、泄泻、痢疾、食积、痞块、疔疮、痈疽、疥癣。内服煎汤用，1~3克；或入丸剂。外用适量，剖开焙热内贴；或取汁涂。

[3] 天仙子：中药名，其叶、根、花、种子入药，具有镇痛解痉之功效。内服治胃肠痉挛、胃腹作痛、神经痛、咳嗽、哮喘、癫狂，外用治痈肿疔疮、龋齿作痛。

〔4〕指甲花：中药名，其叶、根、花、种子入药，根称凤仙根，茎称凤仙透骨草，花称凤仙花，种子称急性子。民间常用凤仙花及叶染指甲，故名。

〔5〕几：接近的意思

〔6〕苏：苏醒之意。

〔7〕脉：原作"胍"，据文意改。

【提要】本条论述鼠疫复发的原因及治疗。

【精解】

1.临床疗效 应用解毒活血汤治疗鼠疫总体疗效好，治愈率高。"唯其对症用药，故能投无不效。他乡用之，十愈八九。""是年见症几三百，施药二百七十余千，共死四十余人，除误医与不服药二十余人外，尚救九成有余。合观二年，上年鼠死少，毒轻，少服药，亦收全效。本年鼠死多，毒重，倍服药，止救九成。"

2.鼠疫复发的原因

（1）自复：伏邪未尽。

（2）食复：食物阻滞。

（3）劳复：因梳洗、沐浴、多言、妄动而复。

（4）因服温补之品而复。

（5）因怒气、房劳而复：是最麻烦的。

3.鼠疫复发后的治疗

（1）自复：按症加药，以清余邪。

（2）食复：轻症则控制饮食，重症则加神曲、山楂、麦芽消导之品以去滞。

（3）劳复：脉和症轻，静养可愈；脉虚症重，调补血气方愈。

（4）因服温补之品而复：急服绿豆、山楂汤以解之，用清补滋润药以调之。

（5）因怒气、房劳而复：伤及肝肾，按脉症调治。

4.愈后调补原则 "尤宜静养，节饮食，慎言语，谨起居，戒恼怒，寡嗜欲也。"

5.鼠疫轻重症治法

（1）鼠疫毒轻治法：基本原则：一专信方——免误药，二急服药——免误时，三广施药——免传染。

鼠疫初起，仅有淋巴结微肿、不发热者，急用涂药；有淋巴结肿大，同时伴有头微痛、身微热者，急服涂兼施，内服、外治同时并举。偶有症状严重者，按症加药，连续服用。

（2）鼠疫毒盛治法：以清热解毒活血为要务，配合外治疗法，如外用布包药渣，温熨周身，或刮痧、拈痧。若淋巴结肿大，可应用放血疗法。切忌灸、温补。

释疑说

【原文】此方针对病源用药，故能投无不效。或者不察，疑桃仁、红花过多败血，实误会李时珍《本草纲目》之赘说，且误于景嵩厓之臆说耳。[批]读景嵩厓《尊生集》者，更怕二味。噫！《神农本草经》与各名医本草注俱在，请详阅之，自知《尊生集》之误人不浅也。《纲目》云：桃仁补少而攻多，红花合当归能生血，多服能行血。夫曰补，曰生，曰行，明谓去瘀生新矣。又云：过服能使血下行不止，此赘说也。夫病除药止，凡药皆然，况二味非常食之品，何必虑其过服，而开后世之疑乎？亦读者之不善悟矣！景嵩厓谓桃仁、红花止可用一二钱，亦未细读《本草经》之故。《经》云：主癥瘕。徐灵胎于桃仁断曰：去旧而不伤新，古方多用于伤后、产后，可知二味为去瘀，非败血也。又疑当归助血毒，抑知去瘀必须活血，尤宜生血，然用于凉血解毒剂中，犹不多用，制方者未始无斟酌也。又疑生地引邪入阴，更不可解。考之《本草经》，谓作汤可除烦热积聚，除痹。《本草纲目》谓能凉血滋阴。时医见有"阴"字，遂疑其引邪入阴。夫阴血也，热毒中血管，邪已在阴，故内外烦热，四肢痹痛，用此正对症良药，而反疑其引邪入阴，是认滋阴"阴"字，作表里"里"字解矣，更为可笑。又疑羚羊角、犀角为至寒。抑知犀解百毒，羚去恶血，皆能清热辟邪，热憎、衄咯、谵语、癫狂等症，用之尤宜，况为血肉之品，清而不削也。石膏、知母，微寒无毒，主燥热，除干渴，仲景白虎汤用以止渴生津。大黄、朴硝，苦寒无毒，除寒热，去积聚，仲景承气汤用以救阴存液。盖热渴、热结等症，阴枯则死，非此无以除热而救阴，故不得不权其重轻而用之，求一生于百死也。然热退瘀下则止，亦不可过用。高明者自能辨别，唯无知浅识，肆口狂言，误己误人，实堪痛恨，特为辨之，以释其疑。

【提要】本节论述治疗鼠疫常用药物的功效。

【精解】作者在研习各类本草、名家理论的基础上，结合治疗鼠疫的临证实践，正本清源，澄清了一些对解毒活血汤组成药物的错误认识。

治 案

【原文】十七年春，县城疫作，初阅得此方，赞与症合。[批]初得此方，试皆效捷。意者，尔时症轻，故易见效欤？抑或天心仁爱，欲传救人，故初试为独神欤？予不得而知其故矣。尔时黄木生为予剃发，即求抄用。予嘱初起即用，定易见功。及后询之，知伊家救此症者五人，皆一剂愈。时林子干兄在座，伊村初疫，抄治三人，亦一剂愈。一工人持药回家，延医诊视，医者愦愦[1]，教服半剂，竟毙。

十九年春，城乡皆疫。予回横山泰兴，当早饭，李子碧林至，云有二婢，大热谵语，腿核如卵，是早长者已死，次者现危，求录此方。照方加羚羊角、犀角各三钱，初服小便如血，热减核小。然腹满便结，热毒传里，复加枳实一钱，朴硝二钱，大黄五钱，同渣煎服，是晚间下二次，次早痊愈。

何氏妇，横山人，与婢同病。其子闻婢已愈，亦来求方。以其贫，教以连服三剂之法，次日热退，唯核未消，即行止药，后成疮溃烂。

石城宏丰苏杭店，主人梅仿生，龙山人也。店内陆刘二司事患此症，服时医药，濒于危，壮热谵语二日矣。予由横山回城，仿生告以故，予因言此方之效，众伴皆疑而置之。次早延医不至，不得已用之。仿生见红花枯索[2]，加西藏红花二钱。一服病退，再服热除核消，三服痊愈。此加西藏红花之始也。二司事愈后，恨时医之误，信此方之神，故刻"陈情辨惑说"传之。陀村用合剂法，传至县，李碧林亦寄信至县，此方之效，一时哄传，信者遂众焉。

族弟让阶之子，在外染病回，热懵，大渴，痛痹，自顶自踵，起核卅余颗，危症也。族人共酌曰：如此危症，非轻剂可挽。遂合二剂为一剂，加石膏一两，羚羊、犀角各三钱，一服热退渴止。仍合剂服，热除核消，单剂再服，四五剂痊愈。可知危症责效一二剂，必无望也。

安铺廪生李荫棠之侄，年十四岁，患此症甚危，热懵癫狂，牙关紧闭，皆谓不救。荫棠闻此方之效，即催其父母照方，加羚羊、犀角、西藏红花各二钱，取四剂回，撬而灌之，吞下即吐，频频灌之，始不吐，连尽四剂病减，再服数剂而愈。唯误听时医之言，减去当归，其核不消而溃。

许旺，宜兴栈侍年也，年十五，骨气正壮。初患此症，壮热头痛，无核，危症也。教以连服之法，二剂热退。次早煲粥热服，遂微热谵语，四肢痹痛，急加羚羊、犀角各二钱，西藏红花一钱，一服病如故，兼见胸腹满痛，急用下法，一服仍如故，并闻药欲吐。一老医曰：此热毒攻胃也。教先服丹竹茹汤，然后服药，果不吐。再照方加下药，一服病稍退，仍加羚羊、犀角各二钱，连二服，并服生灯心草、雷公根、龙胆草、白茅根、白莲叶等药，兼服绿豆汤，数次始愈。

黎涵智，白藤山人也，在石岭贸易，每好谈医，得此方，常录以治人，嘱曰：切不可减少桃仁、红花。及己与妻患此症，反疑曰：我夫妻年六十余矣，恐不能受此重药。遂改轻桃仁、红花，二剂即毙，妻亦垂危。人阅所开之方，始知改轻，即照原方开服，其妻得不死。

【注释】

［1］愦愦：昏庸、糊涂之意。

［2］枯索：枯萎、无生气。

【提要】本节论述应用解毒活血汤治疗鼠疫验案。

【精解】

（1）应用解毒活血汤治疗鼠疫，方证相符，疗效显著。如若减轻药量或减少服用剂量，则会危及生命。对于淋巴结肿大患者，减轻活血药物剂量或热退不再服药，可致破溃。若热退即服热粥，可因服温补之品而致病复，除用清热药物治疗外，还需服绿豆汤以解之。

（2）解毒活血汤乃治疗鼠疫的主方。桃仁、红花等活血化瘀药为方中主（君）药，是治疗鼠疫不可或缺之药。倘若未用活血化瘀药，或用而剂量不足，可致患者病情加重，甚或不救。"安铺廪生李荫棠之侄，年十四岁，患此症甚危……唯误听时医之言，减去当归，其核不消而溃。""黎涵智，白藤山人也，在石岭贸易，每好谈医，得此方，常录以治人，嘱曰：切不可减少桃仁、红花。及己与妻患此症，反疑曰：我夫妻年六十余矣，恐不能受此重药。遂改轻桃仁、红花，二剂即毙，妻亦垂危。人阅所开之方，始知改轻，即照原方开服，其妻得不死。"

补二十一年陀村治案

【原文】次儿启基，年及壮，三月初二晚，饮酒后壮热头痛，口渴身痹，左腿腌[1]连二核。照方一服，次三四日照方加西藏红花钱半，二服未效。初四下午，予由城回，热懵之甚，急用双剂连追，加石膏一两，知母五钱、羚羊、西藏红花各二钱，柱犀三钱，三服仍未效。鸡鸣后，谵语，频流屎汁，毒入脏矣。初五早，照前加朴硝二钱，大黄三钱，连二服，已无屎汁，头痛亦顺，唯壮热未退，心胸烦躁，大便转闭。初六仍照前，膏、知减三分之一，归减半，另加嘧犀[2]一钱，生竹叶心、生灯心各一撮，生栀子、淡豆豉各三钱，大黄加至五钱，连二服，热稍减，便仍未通。及晚照前，大黄加至七钱，一服便通，热始退，谵语仍未尽除。初七、八、九用单剂，加羚、犀各二钱，西藏红花一钱，竹叶心、灯心为引，每日二服，微热谵语始清，独核不消，坚硬径寸而痛。以后照方日一服，六七日坚硬已软小成疮，以[3]痛未止，仍日一服。又三四日，始穿流黄水，用托里透脓汤[4]二服，疮已成脓，而颈起微核，复照原方二服，核消，仍涂敷数日始愈。此症初热邪在表，失在不重如白虎；迨已入脏，又失在轻用承气；以至于甚，其核不散，又失在减轻当归。诚以大热不退时，惑于常说，虑当归助血热，大黄损元气故耳。所幸误用轻而不误用药，不致大误。自后遇症，宜用石膏、大黄，人又强壮者，初用必七钱，次用一两，多于二三服见效。

一后生，年十七，初热渴痛痹，见核数处，依方二日三服，已热懵矣。次用双剂，加知母五钱，石膏一两，羚羊、摩犀、西藏红花各三钱，一服稍效。主人虑白虎大寒，羚、犀大贵，用双剂加西藏红花二钱，二服。随用单剂二服，甚至谵语，奄奄一息，移置厅事，备棺将殓矣。家人迁避[5]，留人看视，原方日一服。二日后，有老妇来告，曰：此子稍苏，呼救，能食米汤。予细询之，知尚微热谵语，并手摆舞，大便闭结，已形销骨立矣。姑予二剂，加羚、犀各二钱，西藏红花一钱，朴硝三钱，大黄七钱，连二服未通，已能食稀粥一碗。再用双剂，加羚羊、摩犀、西藏红花各二钱，朴硝四钱，大黄一两，一服即通，诸症皆减，唯核溃烂，调治廿余日愈。此症虽误时，幸无误药，卒能保全，然以迟疑致苦累，已不少矣。

一少妇，脏素寒，时服温。初起壮热头痛，大渴，身痹，颈核焮红，随时加肿，急用双剂连追，加知母五钱，石膏两半至二两，羚羊、摩犀、西藏红花各三钱，日夕四服，肿已定，痛渴稍顺，唯热未退，以大便未通故也。次早仍用双剂，加知母四钱，石膏一两，朴硝五钱，大黄一两，羚羊、摩犀、西藏红花如故，一服未通。日中照前，大黄加至两二，便通瘀下，热稍减，晚仍照服。以后用单剂，加羚羊、摩犀、西藏红花各二钱，

43

日夜二服，五六服痊愈。此症加药至重，追药至急，其愈亦至速。

【注释】

[1] 腿腌：腹股沟。

[2] 嚛犀：摩犀角。

[3] 以：转折连词。

[4] 托里透脓汤：出自《医宗金鉴》卷六十三。由人参、白术、穿山甲、白芷、升麻、甘草节、当归、生黄芪、皂角刺、青皮组成。具有益气活血、托里透脓之功。主治侵脑疽，红肿高起、焮热疼痛、脓色如苍蜡，而将溃时。

[5] 迁避：迁移以躲避之。

【提要】本节补充了在陀村应用解毒活血汤治疗鼠疫的验案。

【精解】临证应用解毒活血汤治疗鼠疫，一定不能减轻药量或从小剂量开始使用，要及时给药，以免贻误治疗时机。只有这样，疾病才能很快痊愈。

二十二年琼府治案

【原文】黄圣征兄，年将五十，海口会隆行股东也。家琼城，以疫死者已四人，伊始病，避居海口。延往诊视，其症稍热渴，腿夹各一核，足面一疔疮，毒甚而热不甚也。轻加石膏、知母，并紫花地丁，嘱日夜三服，并外涂。伊答云"敢二服，亦听之。"次日畏石膏之寒，不得已加羚羊角、犀角、西藏红花各一钱，并紫花地丁，嘱二服。是晚稍见谵语，加羚羊角三味各钱半，并地丁、竹叶心，嘱二服。次早谵语已无，除竹叶心，照上加法，连服数日，皆嘱二服。至六七日，瘀下热清，而人弱矣。初愈照初改原方法，嘱每日二服，五六服，疔溃腐脱，核亦渐小。再照次改原方法俱见上治法条，加生芪三钱，每日一服，四五服始稍精神，核穿出黄水，疔疮愈而足微肿。再照次改法，加芪，间服补血汤，又数服始愈。愈后始知以家人阻止，初二日止服剂半，以后每日止一服。噫！以缓服而至久延，倘非年将弱而热未甚，必误事矣。

海口潮行公成号，杨子敬兄长孙十岁，身热无核，右脉盛左，疫症也。原方减三分之二，加竹叶、银花，嘱日二服。伊日一服，三服后两腿见核，加西藏红花二服，症见热结旁流，核愈大，原方全剂加黄、朴，减半一服。下后腹微痛，又加黄、朴酌减，服后腹仍痛，再加酌减，一服病愈。而核未消，照改方三服，核消无痕。伊次子，年二十余岁，热渴痛痹，有汗无核，危症也。宜重加白虎，主人惧寒，减半，日夜三服，病如故。次日，迫改加羚、犀、花各钱半，三服仍如故。第三日，三味加至二钱，二服，是晚主人持别医之方来商，予谓其方重用清解之药无碍，但无桃、红，恐不中肯耳。二服如故，稍见谵语。第五日，复求治，加三味至二钱半，是晚下毒瘀如烟膏，但微热而已。第六日，照第二日方，日夜二服，复下瘀一次，诸病皆除，唯昏昏迷睡，手足微冷。主人着急，诊其脉，已见和缓，知其为困也，着备稀粥以待。将晚醒，稍精神，复照一服。第七日，两手臂始见微核数粒。以后照初改方，日一服，五六日不大便，服六成汤，一服即顺。以后照次改方，间日一服，数服愈。

一婢微热痛痹无核，初轻加白虎二服，再少加西藏红花，二服愈。

一工人微热有核，原方四五剂愈。

海口贞记号，有工人邱姓，文昌人，年廿余，鸡鸣起病，黎明大热渴痛痹，有汗无核，已不省人事矣。为至危症，重加白虎，日夜三服。次日，热稍退，伊戚虑寒，予笑谓仍宜重用，迫顺其意，用五钱，又三服。第三早，热稍增，始信前言不诬，用七钱，加犀角、西藏红花一钱。又三服，即咳出瘀血数块而愈。此以重用急追，见效之速也。

府城西门外下田村，有黄姓夫妇，齐来求治其子，细询其状，曰："儿名亚就，年十岁，形瘠弱，现已热渴谵语，周身数十核。"予讶其多，曰："初腿夹二核，身微热，第四日医以为虚，用花旗参二钱，遂至如此。"此加羚、犀、花症也。伊谓贫，难办此，赠以众备西藏红花三钱，初用全剂，即小儿双服法，加元参心、麦冬连心、竹叶心各二钱，西藏红花八分，日夜二服。病已减半，继用原方三之二，加药减四之一，二服病已十去八九，唯鸡鸣时微有热渴谵语，此潮热阴虚也。用初改原方法，加重大干地，并元参五钱，二服病愈。后知其足面一疔疮，用次改原方法，加紫花地丁三钱，数服并外涂始痊。其余海口治效甚多，难备录。

【提要】本节论述了在琼府应用解毒活血汤治疗鼠疫的验案。

【精解】应用解毒活血汤治疗鼠疫，清热解毒药药量不可随意减轻，且活血药必须要用。

廉雷治案

【原文】二十一年，四刻初成，即过琼候委，有孔姓来琼，交五十本

45

带回廉州分送。二十二年二月，孔姓复来琼，询之，知汉军薛蓉裳孝廉叹赏此方，廉城内外，现有此症，皆用此方，敢照法者，无不效。及四月，接孝廉三月十五寄琼索书之信，云：廉城自正月至三月，染症二百余人，唯十余人不敢服致误，刻下各乡亦有此症，来城取书，已无以应，特求多寄，以便广传。据此，则廉之治效亦多也。雷州遂溪平石村，初得此方亦效，雷廉亦皆有征也。

此方救人无数，实难尽录，姑录其缘起，与奇效及贻误十余则，以备法戒耳。

【提要】本节论述了运用解毒活血汤治疗廉州、雷州鼠疫。

【精解】解毒活血汤治疗鼠疫疗效显著，愚者不知其意，畏首畏尾，反致延误。

疫毒中气分验方列后

【原文】吕祖师时疫肚痛吐泻经验方初起即宜急服　方见佛山吕祖庙碑。

茅山苍术二钱　藿香二钱　柴胡二钱　神曲二钱　泽泻二钱　羌活二钱　木通二钱

旧清远茶三钱

老葱头连根二个同煎。

其症初起微热，肚痛，上吐下泻，家家传染，乃为疫症，坏人甚速，或半日，或对时。[批]先见热渴，然后吐泻，宜用此方；热渴甚者，宜加白虎汤。方见上。盖缘感受湿热与不正之气而成。治法，于初起时即急含服菩提丸[1]二个，随服此方。症轻者照方服，稍重者加半剂服，至重者双剂合服，俱一二服效。初起及愈时，皆宜戒食米气、厚味，即食亦不宜遽饱。所谓至重，就初起言，若误时病甚，宜服后回阳汤[2]。

【注释】

[1]菩提丸：由前胡、薄荷、苍术、厚朴、枳壳、香附、黄芩、砂仁、木香、槟榔、神曲、麦芽、山楂、陈皮、甘草、白芍、藿香、紫苏、羌活、半夏各等份组成，用薄荷煎汤，拌各药匀，晒干为末，蜜为丸，如弹子大。主治瘟疫时病、疟疾、暑症、伤风咳嗽、赤白痢、水泻、霍乱、心腹痛等。

[2]回阳汤：即急救回阳汤，出自《医林改错·瘟毒吐泻转筋说》。由党参、附子、干姜、白术、甘草、桃仁（研）、红花组成，具有活血通经、回阳救逆之功效。主治吐泻见转筋、身凉、汗多等阳气欲亡者。

【提要】本节论述时疫腹痛吐泻经验方的组成及应用。

【精解】疫毒往往是由感受湿热与不正之气而致，故在治疗时以祛湿为主。在瘟疫初起及痊愈后，须顾护中焦之气，但应注意"皆宜戒食米气、厚味。即食亦不宜遽饱"。

治　案

【原文】光绪七年，方勇往钦堵御，军中疫作，到处传染，路过石城、石岭、青平，皆感是症，次日，石城死五人，公局与县署登即捐钱施药，用菩提丸二个，与此方二剂，投无不效。飞送至石岭、青平，用之皆效，救二百余人，此方各处著效甚多。凡感不正之气，吐泻皆宜，唯虚寒与病后吐泻不可用。

又《医林改错》救疫毒吐泻转筋二方，_{转筋即抽筋。}

解毒活血汤

此方原用以治疫毒吐泻转筋症，予见其论与鼠疫结核症合，移用极效。但疫毒吐泻，未曾经用，如用吕祖师方不合，即用此方，想制方者未尝无所见也，故依原方录之。[批] 先见斑疹，然后吐泻，宜用此方。

连翘二钱　葛根二钱　柴胡三钱　当归三钱　生地五钱　赤芍三钱　桃仁八钱　红花五钱　枳壳一钱　甘草二钱

此方用于初吐泻时，若见汗多肢冷，眼塌筋抽，虽有舌干口燥、大渴饮冷等症，非热毒也。盖吐泻已久，热毒必清，斯时元阳已衰，真阴将竭。阳衰故有冷塌、抽筋等症，阴竭故有干燥、渴等症，实与大热大渴之为热异也。此时非急救阳以维阴，则阴阳俱绝矣。宜急用回阳汤，方列后照原本录。

党参八钱　附子八钱　干姜四钱　白术四钱　甘草三钱　桃仁二钱　红花二钱

有力者宜改党参，用丽参三钱。服后手足暖回，诸症皆止，不可多服，宜按脉治。

【提要】本节论述时疫腹痛吐泻方治验及《医林改错》救疫毒吐泻转筋二方。

【精解】时疫腹痛吐泻方与解毒活血汤均治瘟疫引起的腹痛吐泻。解毒活血汤最初是被用来治疗清代道光元年（1821）北京流行的霍乱，王清任认为霍乱的病因是瘟毒，"瘟毒自鼻入气管，由气管达于血管，将气血凝结，壅塞津门，水不得出，故上吐下泻"。罗芝园认为鼠疫的病因病机与霍乱病因病机相似，故沿用解毒活血汤治疗鼠疫。"此方原用以治疫毒吐泻转筋症。予见其论与鼠疫结核症合，移用极效。"

【原文】语云：瘟疫不入忠孝之门、积善之家，诚以正气可以驱邪，和气亦可以辟邪也。忠孝励于己，积善及于人，其道多端，尤莫善于时症之施药，盖一施药而三善备焉。施药则善行积，善积而吉祥集，可免灾患矣；施药则所救多，救多则疫气减，可免传染矣；且施药并可资历练，历练则胆识生，遇症可免旁人之蛊惑、自己之迟疑矣。为人实以为己，积善亦以全吾忠孝之道而已矣。

治鼠疫法，皆予数年来详考博访，细体而得，故其中利弊，言之独详，亲用救人不止千矣，传用救人不止万矣。无如方初到处，人多疑之。夫已疑此方，必误用别方，所愿诸君于一误之后不可再误，即宜及早回头，急依方照法治之。所列稍轻稍重之症，可救十全；至重至危之症，可救七八。若医者任意更改，以逞神奇；病家率意煎调，以至焦灼；或中道改图，或半途即止，仍系自误，毋谓言之不早也！

新采验方　南海宗人罗蒲溪所传。

生紫背浮萍去根，取叶茎三四两绞汁，冲开水服，煲服亦可。

【提要】本条是对鼠疫治疗的总结。

【精解】

（1）自晚清以来，以霍乱、鼠疫为代表的传染病对人类的危害是一直存在的，全社会应该在做好预防的基础上积极应对。必须详察病情，及早治疗，不可因疑虑，或任意更改（解毒活血汤）、中道改图、半途即止等一误再误。

（2）中医的理法方药不仅可以治疗慢性虚损性疾病，同样也可以治疗烈性传染病。

（3）应努力挖掘并借鉴不同时期、不同区域治疗传染病的经验方法，并应用于临床实践。

（4）医者仁心，治疗瘟疫尤是如此。"积善及于人，其道多端，尤莫善于时症之施药。"施药不仅可以免灾患、免传染，更是"为人实以为己，积善亦以全吾忠孝之道"。

『温热逢源』
临证精解

前　言

　　《温热逢源》为清代医家柳宝诒所撰。柳宝诒（1842—1901），清末医学家，字谷孙，号冠群，又号惜余主人，澄江（今江苏江阴）周庄人。幼年习儒，好学能文，工书，岁贡生。后弃儒习医，长于诊治温热证，为一时名家。他奉行古人三余读书之说，即冬者岁之余，夜者日之余，阴雨者时之余，将其书室题名为"惜余小舍"，以鞭策、勉励自己。著有《温热逢源》《惜余医案》《柳选四家医案》等书，并首倡用养阴托邪一法治疗伏气温病，在温病学的发展过程中起着重要作用。

　　《温热逢源》成书于1900年，全书分为上、中、下三卷。卷上主要是对《黄帝内经》《伤寒论》有关温热病原文进行注解，并引用了有关注家的论述，针对这些论述发表了自己的一些不同看法；卷中是对周禹载、蒋问斋、张石顽、吴又可等医家关于温热病论述的辨正；卷下为作者对伏气温病病因、发病和证治的详细论述，分为十六节。本书对温热病从源到流进行了系统阐述，论温病溯引《灵枢》《素问》《难经》等说以为据，故以"逢源"名书。但其内容侧重于伏气温病，所以可以把该书看作是论述伏气温病的专著。

伏气温病又称伏邪温病，简称"伏气"或"伏邪"，是指感邪后未即时发病，邪气伏藏，逾时（特别是过了一两个季节）而发的温病。伏气温病的发生往往与人体阴精不足有密切关系。

柳氏在温病学方面有很深的造诣，尤其是对伏气温病的理论和证治有独到的见解，如对伏气温病的发生原因、临床特点、治疗原则和治疗大法有深刻论述。他所提出的"养阴托邪""攻下祛邪""凉血祛瘀"等法，有独到见解，对温病的临床诊治有重要的指导意义，在温病学中占有重要地位。柳氏在温病学方面的成就和见解，除了在《温热逢源》中有系统论述外，还可参考柳氏的医案等。《温热逢源》的卷下集中体现了柳宝诒关于伏气温病的主要学术思想，在论述伏气温病与伤寒及新感温病区别的基础上，着重阐述了少阴伏气温病初起、外达及内陷的证治，颇有创见。但其对个别病种的认识与传统所论或现代一般的认识有所不同，对某些证治的论述也有可商之处，这些在学习时都应予以注意。此外，柳氏还阐述了少阴伏温外达于三阳，外发而热结胃腑，上灼肺金，以及内燔营血、内陷手足厥阴等证治。

凡方药中涉及现代禁用药物（如犀角等）之处，为保持内容原貌，未予改动，但在临床应用时，应使用相关代用品。

本次校注以 1924 年刊印、近代著名医家裘庆元先生辑的《三三医书》中的《温热逢源》为底本。

编者尽已所能进行整理，但囿于水平所限，难免存在疏漏不当之处，敬请同道批评指正，以便日臻完善。

编者

2024 年 5 月

目　录

卷
上

详注《灵枢》《素问》伏气化温诸条

【原文】《灵枢·论疾诊尺》篇曰：冬伤于寒，春生瘅热。

《素问·生气通天论》曰：冬伤于寒，春必病温。

《金匮真言论》曰：藏于精者，春不病温。

诒按：冬令受寒，随时而发者为伤寒，郁久而发者为温病。就温病言，亦有两证。有随时感受之温邪，如叶香岩、吴鞠通所论是也；有伏气内发之温邪，即《内经》所论者是也。是则冬伤于寒，正春月病温之由；而冬不藏精，又冬时受寒之由也。

【提要】本条以《黄帝内经》原文为依据，论述伏气温病产生的原因。

【精解】伏气温病的产生，必是由于素体肾虚，再感寒邪，邪伏少阴，至春变为温病，至夏变为暑病。这也就是后世"伏寒化温"说的肇源。

柳氏通过对伤寒与温病发病机制的分析，将温病的发病分为新感温病与伏气温病，并将伏气化温的原因归于冬伤于寒、冬不藏精两点。前者言邪实，后者论正虚。合而言之，则冬不藏精，肾气虚衰，而后寒邪得以伤之。

【原文】又按：喻西昌[1]《尚论后篇》，专论伏气发温之病，分为三例。以冬伤于寒，春必病温为一例，谓寒邪之伏于肌肤者；以冬不藏精，春必病温为一例，谓寒邪之伏于骨髓者；以冬不藏精，冬伤于寒为一例，谓内外均受邪，如伤寒两感之证。以此三例，鼎立三纲，分途施治，恰与伤寒论之太阳病之风伤卫、寒伤营、风寒两伤营卫之三例，前后相符。此喻氏得意之笔也。盖喻氏天才超越，笔力清卓。每有议论，无不力破余地；而有意为文，每每虚立门面。创议论以助我波澜，在作文则为高手，而说理则未必皆能精确矣。即如伏气发温之病，唯冬伤于寒故病温，唯冬不藏精故受寒，其所受之寒无不伏于少阴，断无伏于肌肤之理。其肾气未至大虚者，倘能鼓邪外达，则由少阴而达太阳，病势浅而轻。若肾虚不能托邪，则伏于脏而不得外出，病即深而重。同此邪，同此病证，有轻重而理原一贯，无三纲之可分也。喻氏论病，每每骋其才辩而刻意求高，抑或借作感慨而自抒胸臆，逞笔所之不自觉其言之过，当学者须分别观之。

【注释】

［1］喻西昌：即喻昌，清代医学家，字嘉言，别号西昌老人。江西新建（西昌）人。

【提要】 本条评述喻昌对伏气温病的认识。

【精解】 喻昌将伏气温病分为三种类型：有感寒郁而后发，有精伤后感寒而发，有既精伤又感寒之发。柳氏认为，其与太阳病之风伤卫、寒伤营、风寒两伤营卫发病相仿。柳氏从伏气温病的发生与冬不藏精、冬伤于寒的关系分析，强调正气（肾藏精的功能）正常与否在伏邪温病的发生发展中发挥主导作用，指出喻昌此种分类在理论上有所欠缺，对临床的指导意义不大。提醒后学在学习前人典籍时一定要善于思考，结合实际，不要因言过其实的修饰书写方式而盲目相信其疗效。

【医案举隅】

患者，女，52岁，2016年2月1日立春前3天初诊。

［病史］患者每天傍晚无明显原因发作低热，至半夜汗出热退，遂来门诊求治。患者自述倦怠乏力，周身疼痛，畏寒，口干，伴恶心，时有呕吐腹泻。来诊时见：面色萎黄，声低懒言，善太息，脉沉细缓无力，舌紫苔白。血常规：正常。既往患有高血压病，乳腺癌切除术后5年。

［诊断］根据脉症，知此为冬伤于寒，春必病温之发热。

［方药］柴胡25克，姜半夏20克，党参15克，炙甘草15克，黄芩10克，炙麻黄10克，细辛3克，独活10克，黑附子10克，2剂，水煎服。若热不

退嘱其频服至热退。

二诊（2月3日）：服第一次药后又出现恶心呕吐，其家属认为药物使然，便将余药倒掉，随后恶心减轻，2天服药仅为半剂药量。现仍半夜低热、口干苦、困倦乏力、身重疼痛，但恶心呕吐缓解。舌脉同前。

〔方药〕在原方基础上改细辛5克，黄芩15克，加桂枝10克、生薏苡仁30克、苍术20克，4剂。

后于3月1日陪其丈夫就诊时告知，服药3剂便愈，除乏力无其他症状。

刘秀健，李艺君."冬伤于寒，春必病温"指导春季发热辨治体会〔J〕.环球中医药，2018，11（1）：112—114.

按语：《伤寒论》第301条："少阴病，始得之，反发热，脉沉者，麻黄细辛附子汤主之。"该患者发热、倦怠乏力、声低懒言、畏寒、脉沉细缓无力，诊为少阴病。《伤寒论》第96条："伤寒五六日，中风，往来寒热，胸胁苦满，默默不欲饮食，心烦喜呕，或胸中烦而不呕，或渴，或腹中痛，或胁下痞硬，或心下悸，小便不利，或不渴，身有微热，或咳者，小柴胡汤主之。"由此可知，患者低热，傍晚至夜间发作，伴有恶心、时有呕吐腹泻、善太息等均为少阳小柴胡汤证。即患者体质为少阴阳虚，至春转出少阳，故以麻黄细辛附子汤合小柴胡汤为主方治疗。因周身痛，加独活10克，取三黄汤之意；发热加细辛5克、桂枝10克，以入少阴除热；口干苦，故加黄芩15克，以清少阳郁热；困倦、身重、疼痛乏力，考虑夹有湿邪，加生薏苡仁30克、苍术20克祛除湿邪。另外，由患者既往患有乳腺癌病史也可推知患者正气不足。因正虚祛邪无力，正邪交争不激烈，故发为低热，至夜半阳气来复，方可汗出热退，低热反复发作，常可持续较长时间。病发于立春之前及夜半，均提示少阴阳气不足，故以麻黄附子细辛汤入少阴，即针对冬伤于"寒"的治疗，以小柴胡汤用于针对春必病"温"的治疗。即体现了病机："冬寒内伏，藏于少阴，入春发于少阳，以春木内应肝胆也。"

【原文】又按：王叔和编次《伤寒论》略例云：中而即病者，名伤寒；不即病者，寒毒藏于肌肤，至春变为温病，至夏变为暑病，暑病者热极重于温也。按：叔和此论，大旨无甚刺谬。喻氏肆意驳之，未免太过。唯寒毒藏于肌肤一语，于理欠圆。冬寒是时令之邪，与疫疠不同，无所谓毒，于寒下加一毒字，已属骇人；再寒邪之内伏者，必因肾气之虚而入，故其伏也，每在少阴；若皮肤有卫气流行之处，岂容外邪久伏！况果在皮肤，则病发亦轻，何至深入脏腑而有险恶之证耶？

【提要】本条再次评述喻昌对伏气温病的认识。

【精解】王叔和提出，感冬寒者有即发与不即发两种：感受六淫邪气即刻发病者，是为伤寒；没有即刻发病，病邪（寒毒）伏藏于人之肌肤，在春季发病者，即为温病，而至夏季发病者则为暑病。后世医家多尊此说，并倡为"伏寒化温"理论。柳氏认为，尽管喻嘉言的评注有失偏颇，但是，王氏言病邪（寒毒）藏于肌肤还是有待商榷。寒邪是冬令主气，乃时令邪气，非郁结而致病，也就无所谓"寒毒"。寒邪内伏致病，当因肾精亏虚，邪气内侵，病位亦在少阴。因此，将春温之病因完全归结于"伏寒化温"是欠妥的，"冬伤于寒，春必病温"，其病机重点在于"冬不藏精"。

【原文】《素问·热论篇》曰：今夫热病者，皆伤寒之类也。又曰：凡病伤寒而成温者，先夏至日者为病温，后夏至日者为病暑。暑当与汗皆出，勿止。

诒按：伏气发温，随时而变。热之轻者曰温，热之重者曰暑。夏至后日小暑、大暑，冬至后日小寒、大寒。寒暑二字，相为对待。《内经》所称暑与热本无分别。观篇首云：热病者，皆伤寒之类也。其义可见。至仲景始以夏月暴感之热邪名曰暍病，正以别于伏气外发之热病也。况伏气随时外发，亦必兼夹时令之邪。如春令兼风，夏令兼暑，理所必至。是其所以异名者，固不第因乎热之微甚也。

又按：经言：凡病伤寒，是伤寒不必专在于冬时，即三时感寒，亦能郁化为温也。其称夏至后为病暑，则暑即温之变名，尤不可指为另是一邪。而此独分别言之者，因伏气发于夏至以后，其治法略有不同。盖温病忌汗，恐其伤阴。若时交长夏，则汗出必多，而邪气亦随汗而出，又未可以汗多而遽止之也。

【提要】本条注释《黄帝内经》原文，论述伏邪自发的治疗。

【精解】伏温有伏邪自发者，应根据其发病时间，采取不同的治疗方法。如发于春季，常兼风邪，发于夏季，常夹湿邪，在治疗时除针对温热之邪外，还应考虑风邪与湿邪的治疗特点，尤其要注重对汗出的把握，虽温病忌汗，但亦不可不以汗法，当圆机活法，灵活处置。

《素问·热论》将外感发热的疾病都归属于广义伤寒的范畴，同时指出，因伤于寒邪而成温热病的，病发于夏至日之前的称为温病，病发于夏至日之后的称为暑病。暑病汗出，可使暑热之邪从汗而解，因此，对于暑病汗出者，不要敛汗制止。

柳氏认为，伏气发温亦即伏温，依据其发病时间的不同而有不同的称谓。夏至以后的节令有小暑、大暑，冬至以后的节令有小寒、大寒。寒暑只是相对而言，暑与热因发病时间不同而同源异名。《素问·热论》所言"今夫热病者，皆伤寒之类也"已明示此意。从张仲景开始，把在夏季突然感受热邪者称为暍病，以与伏气外发的热病相区别。况且伏气在不同季节外发，必然兼夹时令之邪，如春令兼风、夏令兼暑，就是这个道理。所以，伏温有不同的称谓，不只是因为热势微甚。

《黄帝内经》尝云，凡罹患伤寒之疾，亦不必专发于冬令，其他三时感寒，也能够郁而化热，发为温病。所言夏至后为病暑，是因为从时令、程度而言，暑温是温病的变称，而非是另一种病邪。之所以把病温、病暑区分开来，是因为两者的治法略有不同。温病忌用汗法，是恐其损伤阴液。如果正值夏令，汗出量多，暑热之邪可随汗而出，切不可因为汗多而用敛汗之法。

【原文】《灵枢·邪气脏腑病形》篇：岐伯曰：虚邪[1]之中身也，洒淅动形。正邪[2]之中人也微，先见于色，不知于身；若有若无，若亡若存；有形无形，莫知其情。

《素问·八正神明论》：岐伯曰：正邪者，身形若用力，汗出腠理开，逢虚风，其中人也微，故莫知其情，莫见其形。

诒按：此两节，言冬时寒邪，所以能久伏不觉之故。凡风从时令王方来者为正邪，从冲后来者为虚邪。冬以寒为正邪，故中于人也令人不觉。近人有疑邪正不并立，不能久伏不发者。盍不取此两节经文，细意绎之。

【注释】

[1]虚邪：四时反常的邪风，亦即虚邪贼风。

[2]正邪：四时正常的风气，也能乘人之虚，侵袭人体而引发疾病。

【提要】本条论述寒邪久伏致温。

【精解】《灵枢·邪气脏腑病形》篇指出，四时反常的邪气侵犯人体，患者会出现战栗恶寒等症状；四时正常的风气，乘人之虚侵袭人体引发的疾病，比较轻微。正邪中人，一般首先见到的是气色异常，而身体并没有不适的感觉，既像生病又像没有生病，既像是体内病邪已离去，又像是病邪依然留于体内，似有症状又似没有症状，不容易发现病情。《素问·八正神明论》同时指出，正邪，就是指机体用力劳累时，汗出而腠理开泄，遭受虚风侵袭而致病。所以说，正邪伤人轻微，没有明显的感觉，也无明显病症表现。因此，一般医生也就不能察觉机体的变化。

柳氏认为，这两段文字皆是说冬令感受寒邪，因其致病轻微，故而寒邪伏藏体内，医患均无觉察。所谓正邪，即是时令之邪，如春之风邪、夏之暑邪、秋之燥邪、冬之寒邪。与节令不同的风邪即为虚邪贼风。虚邪即是非时之气，常易成为侵犯人体的致病邪气。寒为冬令之主气，冬时寒邪侵袭，即属正邪。冬感寒邪，人以为常，侵袭机体而人多不觉，故冬季寒邪可久伏。现在有人质疑正邪、虚邪不能同时存在，亦不能长期伏藏于体内而不发病。何不认真研读《灵枢·邪气脏腑病形》篇和《素问·八正神明论》的相关内容，仔细揣摩。

【原文】《灵枢·论疾诊尺》篇：岐伯曰：尺肤热甚，脉甚躁者，病温也。其脉盛而滑者，病且出也。

《素问·平人气象论》：岐伯曰：人一呼脉三动，一吸脉三动而躁，尺热，曰病温。

诒按：尺肤发热，热在阴也。尺热而脉数且躁，中有温邪也。更兼盛滑，则热邪已动，有外出之象矣。此言伏温而发之脉证也。

【提要】本条论述伏气温病的脉证。

【精解】《灵枢·论疾诊尺》篇指出：尺部肌肤灼热，脉盛大而躁动，是温病的症状。如果脉盛大而滑利，是病邪将被祛除的佳兆。《素问·平人气象论》云：如果人呼气一次脉搏跳动三下，吸气一次脉搏跳动三下，并且躁动不安，尺部皮肤发热者，应是罹患了温热病。

柳氏认为，尺肤即两手肘关节下至寸口部位，属少阴，其皮肤发热，当是热在少阴。尺肤热盛同时脉数而躁动，乃是内有温热之邪伏藏。如果兼有脉盛大而滑利者，则是热邪已有外出之势。

柳氏通过尺肤发热与否，以及发热程度的轻重，再次强调伏邪温病的发生与肾藏精功能正常与否关系密切。临证可将尺肤发热与脉象综合分析，作为判断伏邪温病发病与预后的重要依据。

【原文】《灵枢·热病》篇曰：热病，不知所痛，耳聋不能自收，口干，阳热甚，阴颇有寒者，热在髓，死不可治。又曰：热病已得汗，而脉尚躁盛，此阴脉之极也，死。其得汗而脉静者生。热病者脉尚躁盛而不得汗者，此阳脉之极也，死。脉盛躁，得汗静者生。

诒按：此节不知所痛二句，形容伏温初发，神情呆钝，其状如绘。阳热甚者，其热邪之浮于外者已甚也。阴颇有寒者，其寒邪之伏于阴者尚未外透也。若此者，其热深在骨髓，故不可治。

又按：已得汗而脉尚躁，是热甚而郁于阴也。脉尚躁而不得汗，是热甚而郁于阳也。邪郁不解，阴阳之气不能主持，故死。

【提要】本条论述伏气温病的预后。

【精解】《灵枢·热病篇》指出，热病表现为不知疼痛、耳聋、四肢不能灵活收放、口干，阳气偏盛的时候发热、阴气偏盛的时候发冷，是邪热深入骨髓的证候，是死证，不可救治。又进一步指出，热病虽然出了汗，但是脉象依然躁盛者，是阴气欲绝，孤阳不敛，为死证；出汗之后脉象安静平稳者，是顺证，预后良好。热病患者脉象躁盛，但是已不能出汗者，是阳气欲绝的死证；脉象躁盛，但发汗之后脉象马上表现为平静的，预后良好。

柳氏认为，原文所言热病临证表现为不知疼痛，乃是伏温初发的临床特点，还包括神情呆钝，望诊其形体若绘画中的人僵硬、不自如。阳气偏盛的时候发热，是热邪浮于肌表所以发热。阴气偏盛的时候发冷，是阴寒之邪深伏于脏腑而未外透。若是出现不知疼痛、神情呆钝、肢体活动受限、阳气旺盛时发热、阴气偏盛时发冷等情况，乃是由于阴寒之邪郁而化热，邪热深入骨髓，故不可救治。

再者，热病已出汗，但是脉象依然躁盛者，是热邪炽盛郁结于三阴；出汗之后脉象安静平稳者，是顺证，预后良好。热病患者脉象躁盛，但是已不能出汗者，是热邪炽盛郁结于三阳，热邪炽盛，郁而不解，阴阳之气不能交接，故预后较差。

【原文】《素问·热论篇》：黄帝问曰：今夫热病者，皆伤寒之类也，或愈或死，其死皆以六七日之间，其愈皆以十日以上者何也？不知其解，愿闻其故。岐伯对曰：巨阳者，诸阳之属也。其脉连于风府，故为诸阳主气也。人之伤于寒也，则为病热，热虽甚不死；其两感于寒而病者，必不免于死。帝曰：愿闻其状。岐伯曰：伤寒一日，巨阳受之，故头项痛，腰脊强；二日阳明受之，阳明主肉，其脉夹鼻络于目，故身热、目痛而鼻干，不得卧也；三日少阳受之，少阳主胆，其脉循胁络于耳，故胸胁痛而耳聋。三阳经络皆受其病，而未入于脏者，故可汗而已。四日太阴受之，太阴脉布胃中，络于嗌，故腹痛而嗌干；五日少阴受之，少阴脉贯肾，络于肺，系舌本，故口燥舌干而渴；六日厥阴受之，厥阴脉循阴器而络于肝，故烦满而囊缩。三阴三阳五脏六腑皆受病，营卫不行，五脏不通则死矣。其不两感于寒者，七日巨阳病衰，头痛少愈；八日阳明病衰，身热少愈；九日少阳病衰，耳聋微闻；十日太阴病衰，腹减如故，则思饮食；十一日少阴病衰，渴止不满，舌干已而嚏；十二日厥阴病衰，囊纵，少腹微下，大气皆去，病日已矣。帝曰：治之奈何？岐伯曰：治之各通其脏脉，病日衰已矣。其未满三日者，可汗而已；其满三日者，可泄而已。又帝曰：热病已愈，时有所遗者，何也？岐伯曰：诸遗者，热甚而强食之，故有所遗也。若此者，皆病已衰而热有所藏，因其谷气相搏，两热相合，故有所遗也。帝曰：善！治遗奈何？岐伯曰：视其虚实，调其逆从，可使必已矣。帝曰：病热当何禁之？岐伯曰：病热少愈，食肉则复，多食则遗，此其禁也。又帝曰：其病两感于寒者，其脉应与其病形何如？岐伯曰：两感于寒者，病一日则巨阳与少阴俱病，则头痛、口干而烦满；二日则阳明与太阴俱病，则腹满，身热，不欲食，谵言；三日则少阳与厥阴俱病，则耳聋、囊缩而厥。水浆不入，不知人，六日死。帝曰：五脏已伤，六腑不通，营卫不行，如是之后，三日乃死，何也？岐伯曰：阳明者十二经脉之长也，其血气盛，故不知人；三日，其气乃尽，故死矣。

又：凡病伤寒而成温者，先夏至日者为病温；后夏至日者为病暑，暑当与汗皆出，勿止。

诒按：热论谓人受寒邪，其为病必化热。但随时而发者为伤寒，其病自外而入内；久伏而发者为温病，其病自内而达外。此论除篇末伤寒成温一节论及温病外，其余所论，都属伤寒。唯所列六经形证，伤寒与温病，初无二致，故备录之，以为临证时分经认病之则。

又按：凡伤寒化热，自表入里。初起之日，在三阳经者可汗；后三日，在三阴经者可泄。故不至于死。其两感者，乃一脏一腑一阴一阳同时俱病，来势迅速，不及措手，势必阴阳交绝，营卫不通，而不免于死矣。《刺热篇》所论，太阳之脉与厥阴脉争见者，死期不过三日一段，即温病中之两感，与此节可以互证。

又按：食肉则复一节，论病后食复，温病亦与伤寒相同。

又按：经言冬伤于寒，春必病温，是指冬邪春发者而言。此言凡病伤寒，则无论冬夏，凡有伏邪，均可发为温病也。故夏至前后，异其时而同其病；曰温曰暑，同其病而异其名也。又温与暑病邪相同，而随时异名。冬邪春发者，邪郁化热，由里达外，邪随汗去，多汗则伤阴，故汗多者当止之。若至夏令，天时蒸热，先已有汗，更有伏邪内动，汗泄愈多。但其汗之出也，邪机甫动，而汗即淋漓。若见汗多而遽止之，则邪机亦因之而窒矣。故特分别言之，而禁其止也。

【提要】本条论述热病的病因、六经传变规律及治法、预后等。

【精解】《素问·热论篇》对热病的病因、病程及预后，热病的六经传变规律及其临床表现，热病的治疗大法，外感热病的饮食宜忌，两感于寒的外感热病的传变规律及其临床表现，进行了深入的阐述。

柳氏指出，《素问·热论》言机体感受寒邪，其为病必化热。但是感后即发，随时而发者为伤寒，其致病途径自外而入内；寒邪久伏而发者为温病，其致病乃自内而达外。伤寒与温病初无二致，但治法迥异。如叶天士所言"辨营卫气血虽与伤寒同，若论治法则与伤寒大异也"。柳氏提出，《黄帝内经》言冬伤于寒，春必病温，是指冬伤于寒邪至春季而发为温病。他认为，感受寒邪后，无论在何种季节，只要有寒邪内伏，均可发为温病。实际上，伏邪温病发病的本质还是"冬不藏精"，肾中精气的不足是伏邪温病发生的重要病理基础。

同时柳氏对伏温预后尤为重视，特别强调了食复和汗出在伏温治疗中的积极意义。病后食复，伏邪温病与伤寒发生原因相同。余热未尽，而又食肉饮酒，则转加热甚。伏藏于体内的寒邪，至春季发作时，郁而化热，由里而外，伏温邪气随汗而泄，但大量出汗亦可伤阴，故汗出量多时应适当止汗。如果是在夏季，天气炎热，本身即易于汗出，加上伏邪的特点，致使汗出量较多，伏温刚有发作即大汗淋漓。如果见汗多而贸然应用敛汗之法，则有闭门留寇、邪气内郁之弊。

【原文】《刺热》篇曰：肝热病者，小便先黄，腹痛多卧，身热。热争则狂言及惊，胁满痛，手足躁，不得安卧。庚辛甚，甲乙大汗，气逆则庚辛死。刺足厥阴、少阳。其逆则头痛员员[1]，脉引冲头也。

诒按：肝脉络阴器，肝病不能疏泄，则热郁而小便黄也。腹痛多卧，肝病克脾也。热争者，为热甚而与正气相争也。狂言及惊，犯及手径也。胁痛，肝脉所过也。手足躁，不得安卧，热甚生风，风淫四末，故烦扰不安也。庚辛克木之日，故病甚。甲乙木旺之日，故汗出而愈。气逆者，谓病气甚，而不顺其可愈之期也，更逢克木之日，故死。厥阴少阳并刺，病在脏，必泻其腑，以求出路也。逆则头痛，病气上升之故（参吴鞠通意）（庚辛日以下之理，各脏仿此）。

【注释】

[1]员员：指眩晕。

【提要】本条论述热邪在肝的临床表现及治法、预后。

【精解】热邪在肝，则见小便先发黄、腹中疼痛、喜欢卧位、身体发热。当热邪与正气相争时，则会出现狂言乱语、惊骇、胁肋胀满疼痛，手足躁扰而不得安卧。逢庚辛日，则因金克木而病情加重；遇甲乙日木旺时，便大汗出而热退。若邪气横逆、正不胜邪，将在庚辛日而亡。治疗时，应针刺足厥阴肝经和足少阳胆经的穴位。如果肝气上逆，则见头痛眩晕，这是因为热邪循肝脉上冲于头所致。

柳氏认为，足厥阴肝经绕阴器，热邪在肝，疏泄失职，故热郁肝经而小便黄赤；木来克土，肝病乘脾，可见腹痛嗜卧；热邪与正气交争，表现为身热。邪热侵袭肝脏，可依五行之传变而致他脏发病，上述均属外感先发。所谓肝气横逆，乃邪伏于肝脏，郁而化热，热从内发，邪热亢盛，疾病不能向愈，若逢克木的庚辛金日，则预后较差。

【原文】心热病者，先不乐，数日乃热。热争则卒心痛，烦闷善呕，头痛面赤，无汗。壬癸甚，丙丁大汗，气逆则壬癸死。刺手少阴、太阳。

诒按：膻中为喜乐所出，故心病先不乐而发热。与正争则心卒痛，心主火故烦，心气不舒故闷。呕属肝病，木火同气；且邪在上，多呕也。头痛，火升也。面赤，火越也。汗为心液，热甚则液干，故无汗也。

章虚谷曰：人身生阳之气，根于肾而发于肝。木生火，火生土，土生金，金生水，水又生木。生气相传，所以生生不息也。邪伏血气之中，亦随生阳之气而动，动甚则病发，其发也随气所注而无定处。故《难经》言：温病之脉，行在诸经，不知何经之动也。仲景所论：或发于阴经，或发于阳经，正合《难经》之旨。今观《内经》按生气之序，首列肝，次以心、脾、肺、肾，可见邪随生气而动，不定中是有一定之理，足以印证难经、仲景之言，而轩岐、越人、仲景之一脉相承，更可见矣。

【提要】本条论述热邪在心的临床表现及治法、预后。

【精解】邪热在心，先有闷闷不乐的症状，数日后才生热证。当热邪入脏与正气相争时，则表现为急剧心痛、情志烦闷不舒、易呕、头疼、面赤、身无汗出。逢壬癸日，则因火受水克而病重；若逢丙丁日火旺时，必大汗出而热退。一旦呼吸短气，手足冰冷，即为危症，患者必于壬癸水日死亡。治疗时，应刺手少阴心经和手太阳小肠经。

柳氏认为，心包名膻中，居心下代君用事，经云膻中为"臣使之官，喜乐出焉"。邪热在心，先伤及膻中，故心病首先表现为闷闷不乐，数日后才有发热。

章氏提出，人身之气，根于肾而发于肝。（热）邪伏血气之中，随人身之气而动，动甚则病发，此属外感先发，即刻致病；亦可随生气而动，邪伏于心，郁而化热，热从内发，发为伏温。

【原文】脾热病者，先头重，颊痛，烦心，颜青，欲呕，身热。热争则腰痛不可用俯仰，腹满泄，两颔痛。甲乙甚，戊己大汗，气逆则甲乙死。刺足太阴、阳明。

诒按：湿之中人也，首如裹，故脾病头先重也。颊为少阳所属，土木互为胜负，土病则木病亦见也。颜青、欲呕、颔痛，皆木病也。脾脉注心下故烦心。腰痛不可用俯仰，是脾病及胃，不能束筋骨利关节也。腹满泄，脾经本病也。

【提要】本条论述热邪在脾脏的临床表现及治法、预后。

【精解】脾热病时，先出现头重、脸颊痛、心烦、额头发青、欲呕吐和身体发热的症状。当邪热入里与正气相争时，会出现腰部疼痛不适，不能俯仰，功能受限，腹部胀满而泄泻，两颔部疼痛。到甲乙日时，会因木克土而加重病情，到了戊己日土旺时，大汗出。如果邪气过盛，脾脏受损，病情加重。治疗时，应针刺足太阴脾经和足阳明胃经。

柳氏强调，湿邪侵袭人体，头如缠裹，湿邪内应于脾，故脾病先见头重的症状。其余各症，均属外邪侵袭脾脏，依五行之传变而致他脏发病。

【原文】肺热病者，先渐然厥，起毫毛，恶风寒，舌上黄，身热。热争则喘咳，痛走胸膺背，不得太息，头痛不堪，汗出而寒。丙丁甚，庚辛大汗，气逆则丙丁死。刺手太阴、阳明，出血如大豆，立已。

诒按：肺主皮毛，故先恶风寒。肺气不化，则湿热蒸郁，故舌苔黄。喘咳，热邪伤肺也。热郁肺部，胸膺背走痛而不得太息也。头痛者，天气膹郁，而热上冲脑也。热蒸于内，则腠开汗出，热暂泄而生寒也。

【提要】本条论述热邪在肺的临床表现及治法、预后。

【精解】肺热病时，先出现体表淅然寒冷、毫毛直立、恶风寒、舌发黄、全身发热的症状。当热邪入肺脏与正气相争时，会出现气喘、咳嗽、胸背疼痛、不能深呼吸、头痛不能耐受、汗出、怕冷。到丙丁日时，会因火克金而加重病情；到庚辛日金旺时，会出现大汗淋漓。如果邪气过盛，损伤肺脏，病势加重，将在丙丁日死亡。治疗时，应针刺手太阴肺经和手阳明大肠经，放血如大豆粒般大小，热邪即可退去，经脉调和，疾病痊愈。

柳氏认为，肺主皮毛，感受外邪，首先表现为恶风寒。"有一分恶寒便有一分表证"。外邪袭肺，肺气不化，津液代谢异常，与热邪相合而为湿热，湿热郁蒸，故见苔黄。咳喘、汗出、头痛等，皆属热邪内郁的表现。从肺脏感受热邪的临床表现可以看出，外邪侵袭脏腑，可立刻致病，表现为恶寒发热的表证，亦可伏于脏腑，与他邪相合，郁而化热，热从内发，发为伏温。

【原文】肾热病者，先腰痛胻酸，苦渴数饮，身热。热争则项痛而强，胻寒且酸，足下热，不欲言，其热则项痛员员，澹澹然[1]。戊己甚，壬癸大汗，气逆则戊己死。刺足少阴、太阳。

诒按：腰为肾之府，又肾脉贯脊，会于督脉之长强穴。又肾脉入跟中以上腨内，太阳之脉亦下贯腨内。腨即胻也。酸者，热烁液也。肾主五液而恶燥，病热则液伤而燥，故苦渴而饮水自救也。又太阳之脉，从巅入络脑，还出别下项，病甚而移之胻，故项痛而强也。胻寒，热极为寒也。肾脉从小指之下斜趋足心，病甚而足下热也。不欲言，有不能明言之苦也。员员澹澹者，一身不能自主，难以形容之状。

又按：《内经》叙列五脏热病，唯肝、肾两节，多其逆一层，他脏无之。可见热病伤阴，唯肝、肾为最要也。

【注释】
[1] 澹澹然：动摇不定的意思

【提要】本条论述热邪在肾的临床表现及治法、预后。

【精解】肾热病者，表现为先觉腰膝酸痛，口渴较甚，频频饮水，全身发热。当邪热入里与正气相争时，则表现为项痛而强直、小腿寒冷酸痛、足心发热、不欲言语等症。如果肾气上逆，则项痛、头目眩晕而摇动不定。戊己日土旺时，则因水受土克而病重；壬癸日水旺时，则大汗出而热退。若邪气胜脏，则病情更为严重，患者会在戊己日死亡。治疗肾热病，应针刺足少阴肾经和足太阳膀胱经。

柳氏通过分析肾脉的外联内属关系，阐述了热邪在肾发生各种症状的病理机制，特别强调热邪伤阴，尤以肝、肾二脏最为重要。

【原文】肝热病者，左颊先赤；心热病者，颜先赤；脾热病者，鼻先赤；肺热病者，右颊先赤；肾热病者，颐先赤。病虽未发，见赤色者刺之，名曰治未病。

章虚谷曰：此更详五脏热邪未发，而必先见于色之可辨也。左颊、颜、鼻，右颊、颐，是肝、心、脾、肺、肾五脏之气，应于面之部位也。病虽未发，其色先见，可见邪本伏于气血之中，随气血流行而不觉。良工望而知其邪动之处，乘其始动，即刺而泄之，使邪势杀而病自轻。即《难经》所云：随其经之所在而取之者，是为上工治未病也。而用药之法，可以类推矣。

【提要】本条论述热邪在五脏时，赤色所见面部部位及治法。

【精解】人体肝脏发生热病时，则左颊部先见赤色；心脏发生热病时，则颜面部先见赤色；脾脏发生热病时，鼻部先见赤色；肺脏发生热病时，则右颊部先见赤色；肾脏发生热病时，则颐部先见赤色。另外，在热病尚未发作之时，人体面部已有赤色出现的，也应予以针刺，即为"治未病"。

章虚谷氏通过《难经》理论，提出"治未病"实际上是针对伏邪而言，上工及时发现伏邪致病，早期治疗，使热邪势颓而疾病症状减轻。

【原文】治诸热病，以饮之寒水，乃刺之；必寒衣之，居之寒处，身寒而止。

章虚谷曰：以其久伏之邪，热从内发，故必先饮寒水，从里逐热，然后刺之，从外而泄。再衣以寒，居处以寒，必身寒热除而后止。

王梦隐曰：今人不读内经，于温热暑疫诸病，一概治同伤寒，禁其凉饮，厚其衣被，因而致重者不少。然饮冷亦须有节，过度则有停饮、肿满、呕利等患。更有愈后手指足缝出水，速投米仁三两，白术一两，车前子五钱，桂心一钱，名驱湿保脱汤。连服十剂，可免脚趾脱落。此即谚所谓脱脚伤寒也，亦不可不知。若饮冷虽多，而汗出亦多，必无后患。

诒按：治热以寒，一定之理。今人于温病初发，见用凉解，而即言其遏邪者，彼固未明此理也。

【提要】本条论述热邪在脏腑的治法。

【精解】治疗热病，应在喝些清凉的饮品以解里热之后，再进行针刺，并且要患者衣服穿得单薄些，居住于凉爽的地方，以解除表热，如此可使表里热退，身凉而病愈。

章氏指出，因久伏之热邪，热从内发，故而先用寒凉的饮品从内祛除热邪，然后再行针刺，使热邪从外而泄。

柳氏对于伏温初发，一味忌用寒凉之剂也提出了批评。

【医案举隅】

徐某，男，8个月，1959年2月14日诊。

［病史］患儿顿咳半月，呛咳频作不止，咳后有鸡鸣样回声，甚则呕吐，日轻夜重，治无效验。4天来病情加重，发热，昏迷，抽搐，住院3天，诊断

为百日咳合并肺炎、脑病。经治疗仍抽搐不止，自动出院，来我院就诊，收入住院。诊患儿神识昏迷，抽搐频作，阵发性痉咳，喉间痰嘶，囟门凸起，四肢不温，胸腹胀满，大便黏腻，舌苔黄腻，质偏干。

［辨证］风痰蕴肺，肺失清肃，痰热内蒙心窍，引动肝风。

［治法］涤痰清热，解痉息风，予针、药兼施。

［处方］①猴枣散0.3克、紫雪1克、真马宝1克、研末和匀。1日2次分服。

②北沙参5克、钩藤6克、老竹黄3克、僵蚕10克。煎汤送服上药。

③针刺：左神门，右列缺，尺泽，三里，解溪，昆仑。

治疗2天，神志转清，哭声较响，咳嗽缓和，唯右侧肢体仍轻度抽动，四肢欠温，大便黏腻，舌苔黄腻，质欠润。以邪实正虚，痰热未清，肝风未息，予前方加羚羊角粉0.3克，针刺加行间、大椎治疗。

上方加减，共治疗12天，神识清楚，抽搐停止，饮食、神情如常，咳嗽大减。但面色白、体倦、便溏，改予扶正健脾为主，调理10余天痊愈。

汪受传. 江育仁辨治小儿急惊风的经验［J］. 江苏中医药，2016，48（11）：1—3.

按语：本案为百日咳合并肺炎、脑病，就诊时病已半月余，患儿痉咳不已，神识昏迷，抽搐频作，病势沉重。江老辨证为风痰蕴肺，肺失清肃，痰热内蒙心窍，引动肝风，是兼有形之痰与无形之痰的急惊风，所以取豁痰法为主，针药结合治疗。其中猴枣散主治中风痰厥而致的喘促昏仆、语言謇涩、癫狂惊痫及小儿急惊；马宝具镇惊化痰、清热解毒之功；加上紫雪清热开窍、止痉安神。三药合用，有豁痰清热、解痉息风之良效，所以能荡涤顽痰，下黏腻大便后，得以解痉肃肺、平肝镇惊，使病情逐渐好转而终获痊愈。

【原文】太阳之脉，色荣颧骨，热病也。荣未交，日今且得汗，待时而已。与厥阴脉争见者，死期不过三日，其热病内连肾。

章虚谷曰：此言外感与伏邪互病之证也，与《热病》篇之两感，同中有异。彼则内外同时受邪，内外俱病，故不免于死。此则外感先发，伏邪后发者可生。若同发，则死期不过三日也。云太阳之脉者，谓邪受于太阳经脉，即一日巨阳受之，头项痛，腰脊强者是也。色荣颧骨者，谓鲜荣之赤色，见于颧也。盖颧者骨之本，骨者肾所主，肾脏之伏邪已动，故赤色循荣血而见于颧也。荣未交，今且得汗，待时而已者，太阳与少阴为表里，太阳经脉外受之邪，与少阴营中伏热之邪，尚未相交，且使得汗，先解外邪，所谓未满三日可汗之是也。其内伏之邪后发，待脏气旺时可已，如肾热病，待壬癸日得大汗而已也。又如所云见赤色者刺之，名治未病亦可也。倘与厥阴经脉病证争见，则肾肝皆有邪热内发，其势必与太阳外邪连合而不可解，故比之两感病，死期更速也。盖两感病起于经，必待胃气尽，六日方死。此则热邪内连肾脏，本元既绝，故死期不过三日也。

【提要】本条论述热邪在太阳经脉的治法及预后。

【精解】太阳经脉热病，颧骨出现赤色。若色泽尚未暗晦，病尚轻浅，只要得汗，至其当旺之时，就可病愈。若同时又见到厥阴的脉证，此为木盛水衰的死证，死期不过3天，这是因为热病已连于肾。

章氏提出，这是外感之邪与体内伏邪相互影响所致的病证，与《热病》篇所言的"两感"属同中有异。《热病》篇所言"两感"乃同时受邪，内外同时发病，所以预后较差。此则属于外感先发病、伏邪后发病，预后相对较好。但若外感、伏邪同时发病，则3天内将出现严重后果。因为颧是骨之本，骨是肾所主，赤色出现于颧骨部位，是肾脏伏邪开始发病，且太阳与少阴为表里经，所以若外感、伏邪同时发病，热邪连及肾脏，殃及本原，则3天内将出现严重后果。

【原文】少阳之脉，色荣颊前，热病也。荣未交，曰今且得汗，待时而已。与少阴脉争见者，死期不过三日。

章虚谷曰：上言肝热病者，左颊先赤。肝为厥阴，胆为少阳，相表里者也。外邪受于少阳经脉，而肝脏伏热之色荣于颊前。若外内之邪尚未相交，今且使其得汗以解外邪。其内发之热，可待脏气旺时而已。若与少阴经脉病证争见，则肝连肾热，而内外邪势必交合难解；死期不过三日也。大抵外内之邪，发有先后而不交合，尚可解救，故要紧在荣未交一句。下文病名阴阳交，亦即荣已交之义也。经文只举太阳、少阳两证，不及阳明太阴合病者，以阳明之腑，可用攻泻之法，不至必死。非同太阳少阴，少阳厥阴，其邪温合而无出路，则必死也。

【提要】本条论述热邪在少阳经脉的治法及预后。

【精解】少阳经脉热病，面颊部出现赤色。若色泽尚未暗晦的，则是病邪尚浅，至其当旺之时，汗出而病愈。若同时又见少阴脉色现于颊部，是母胜其子的死症，其死期不超过3天。

章氏提出，若外感之邪与体内伏邪病发时间先后不同，两者不相交混，疾病尚可解救，最关键的是"在荣未交"。后文病名阴阳交，则是言内外邪气交相混合，病情严重。至于治法，当以使邪有出路为第一要义。

【原文】《素问·评热病篇》云：帝曰：有病温者，汗出辄复热，而脉躁疾，不为汗衰，狂言不能食，病名为何？岐伯曰：病名阴阳交，交者死也。

章虚谷曰：阴阳之气，本相交合。今则邪势弥漫，外感阳分之邪，与内发阴分之热，混合不分，而本元正气绝矣，故曰交者死，非阴阳正气之相交也。下文明其所以然之理。

【提要】本条论述阴阳交的病机及预后。

【精解】《素问·评热病篇》提到，有的温热病患者，汗出以后随即又发热，脉急疾躁动，其病势没有因为汗出而衰减，反而出现狂言乱语、不能进食的症状，乃是阳邪交入于阴分，消耗阴气，故名阴阳交，属危重证候。

章虚谷认为，阴阳二气本应交感、互用。如今见到热邪弥漫，乃是由于外感温热邪气之后，邪热炽盛，入里伤阴，阴不制阳，因而邪热充斥内外，表里交相为病，导致正气阴精严重耗伤，故而病情危重。阴阳交是阳热邪气交入阴分而致阴精耗损，而非阴阳二气的交感、互用。

【医案举隅】

《叶天士医案》："病热，汗出复热，而不少为身凉，此非痎疟。狂言失志，《经》所谓阴阳交，即是病也。交者液交于外，阳陷于内耳，此属棘手证。人参、生地、天冬。"

吴子明，李肇夷. 宋元明清名医类案［M］. 长沙：湖南科学技术出版社，2006：534.

按语：叶氏根据病情诊断本例为阴阳交，并认为其病机为"液交于外，阳陷于内"。阳热内陷，热逼津泄，热盛津枯，故为"棘手之证"。其用人参、生地黄、天冬而未用清热祛邪，恰是因为正气严重受伤，阴津行将涸竭，故急用益气生津以保存津液，扶助正气。另外，药用天（冬）、地（黄）、人（参）三才，亦寓有调和、交合阴（地）阳（天）之深意。

【原文】人所以出汗者，皆生于谷，谷生于精。今邪气交争于骨肉而得汗者，是邪却而精胜也。精胜，则当能食，而不复热。复热者邪气也，汗者精气也。今汗出而辄复热者，是邪胜也。不能食者，精无俾也。病而留者，其寿可立而倾也。且夫《热论》曰：汗出而脉尚躁盛者死。今脉不与汗相应，此不胜其病也，其死明矣。狂言者是失志，失志者死。今见三死，不见一生，虽愈必死也。

章虚谷曰：汗生于谷，谷生于精者，谓由本元精气，化水谷以生津液，发而为汗。邪随汗泄，则邪却而精胜也。今汗出复热而不能食，是邪胜而津无所借也。其病仍留连不去，则其寿可立待而倾矣。狂言失志一也，汗出复热二也，脉与汗不应三也。见三死证，而不见一生证，虽似愈，必死也。

【提要】本条论述汗出在判断外感热病转归及预后中的作用。

【精解】人之所以有汗排出体外，乃是源自于胃肠中的水谷。一旦机体感受外邪，正邪交争而见汗出，表明机体正气战胜病邪，外邪已退。正气胜邪，则患者纳运功能恢复，能正常进食，且不再发热。如果再次发热，表明病邪仍在，余邪未尽。人之汗，本是正气所生，汗出以后随即又发热，是邪气战胜正气的表现。不能食是正气已伤，脾胃功能失常的表现。感受外邪且留而不退，则患者立生危险。《素问·热论》指出，凡汗出而脉仍躁疾壮盛者，必死。脉象不与汗后脉静相吻合，乃是人体正气无法战胜病邪，明示患者已有死症。狂言乱语是热邪入脑、心营耗伤的表现，人一旦如此则必死。若见汗出热不退、不欲饮食、胡言乱语此三死症，而不见让人活的病状，即令一时病愈，其结果仍是必死。

章氏提出，外感热病过程中邪正之间的盛衰胜负决定病情的转归及预后。外感热病的发展过程就是六淫邪气和机体正气之间的斗争胜复过程。在这一过程中，若汗出脉静身凉，神清能食，则说明正能胜邪，邪势已退，正气可复，为顺证而病向愈。反之，如果汗出身热不退，脉仍躁疾，且出现狂言、不能食等病候，说明邪气炽盛，正气不能战胜邪气，反为所伤而衰败，为逆证，预后不良。

【原文】《素问·阳明脉解篇》曰：足阳明之脉病，恶人与火，闻木音则惕然而惊，钟鼓不为动，闻木音而惊，何也？岐伯曰：阳明者胃脉也，胃者土也。故闻木音而惊者，土恶木也。帝曰：善！其恶火何也？岐伯曰：阳明主肉，其脉血气盛，邪客之则热，热甚则恶火。帝曰：其恶人何也？岐伯曰：阳明厥则喘而惋[1]，惋则恶人。帝曰：或喘而死者，或喘而生者，何也？岐伯曰：厥逆连脏则死，连经则生。

章虚谷曰：土畏木克，故闻木音则惊也。热甚则恶火，仲景所谓不恶寒反恶热也。邪结于胃而气厥逆，则喘而惋，惋者懊恢而不欲见人也。邪热内结，则气阻而喘。不能循经外达，则四肢厥逆，盖四肢禀气于脾胃也。邪内入则连脏故死，外出则连经故生。

【注释】

[1] 愦：中医学术语，内热的意思。

【提要】 本条论述邪热侵犯阳明所致病证。

【精解】《素问·阳明脉解篇》指出，足阳明经发生病变，会出现不喜欢见人与厌恶火热，听到木器响动的声音就惊惕，却不为钟鼓的声音所动的症状。之所以听到木音就惊惕，是因为足阳明胃经属土，土恶木克。厌恶火热则是因为足阳明胃经主肌肉，其经脉多血多气，外邪侵袭则发热，热重所以厌恶火热。阳明热盛致气机壅遏，上逆心肺，则见喘促，热邪内郁，心中烦闷，所以不喜见人。若足阳明经气厥逆累及五脏，则预后较差，若仅连及经脉，则预后较好。

章虚谷认为，土畏木克，故听到木音会惊惕。邪热内郁胃腑，阳明经气失常，气逆上冲，故见呼吸喘促、胸中郁热，郁热则心中懊恼不喜见人。四肢禀受脾胃之气，故邪热郁闭，不能外达，则四肢逆冷。邪热内传累及五脏，预后较差；邪热外泄连及经脉，则预后较好。

【原文】 帝曰：病甚则弃衣而走，登高而歌，或至不食数日，逾垣上屋，所上之处，皆非其素所能也，病反能者何也？岐伯曰：四肢者，诸阳之本也，阳盛则四肢实，实则能登高也。帝曰：其弃衣而走者何也？岐伯曰：热盛于身，故弃衣欲走也。帝曰：其妄言骂詈，不避亲疏而歌者，何也？岐伯曰：阳盛则使人妄言骂詈，不避亲疏，而不欲食，不欲食，故妄走也。

章虚谷曰：四肢禀气于脾胃，胃为脏腑之海，而阳明行气于三阳，故四肢为诸阳之本也。邪盛于胃，气实于四肢，则能登高也。热盛于身，故弃衣欲走也。邪乱神明，故妄言骂詈。胃中邪实，不欲饮食。四肢多力，则妄走也。此大承气之证。其邪连经，脉必滑大，下之可生。其邪连脏，脉必沉细。仲景云：阳病见阴脉者死。则虽有下证，不可用下法矣。

王梦隐曰：温病误投热药补剂，亦有此候。经证亦有可用白虎汤者。沉细之脉，亦有因热邪闭塞使然，形证果实，下之可生，未可概以阴脉而断其必死也。凡热邪壅遏，脉多细软迟涩，按证清解，自形滑数。不比内伤病服凉药而脉加数者，为虚也。

【提要】 本条继续论述邪热侵犯阳明所致病证，并提出治疗方法及注意事项。

【精解】《素问·阳明脉解篇》指出，阳热亢盛，病情严重的，可扰乱心神，出现脱掉衣服到处乱跑，登上高处狂喊唱歌的症状，有的甚至几天不吃不喝，翻墙上屋，且所上之处，都是其平素所不能的。四肢是阳气的根本，阳气盛则四肢充实，四肢充实则能够登高。身体热盛，所以脱掉衣服，到处乱跑。阳热亢盛，扰乱心神，则患者神志失常，胡言乱语，辱骂别人，不分亲疏，不想吃饭，不想吃饭所以到处乱跑。

阳明经为多血多气之脉，气血旺盛，功能强劲，临床表现为阳热之势较旺。阳气静则养神，躁则消亡。若外感邪热侵袭，两热相合，外邪与内热相争，纠结不解，火性炎上，则扰乱神明，发为"登高而歌""弃衣而走"等癫狂症状。

章虚谷认为，上述证候乃大承气汤证，邪热充斥于内，可以下之。如果邪热外泄连及经脉，见脉滑大，则应用下法疗效显著；如果邪热内传累及于五脏，郁闭气血，则见脉沉细。仲景指出，凡阳性病症出现阴脉的，是正不胜邪，多属危候。因此，尽管有下证，但不可用下法。临证治疗时亦应详辨标本，勿犯虚虚实实之误。

王梦隐也指出，温热病误用温药补剂，也会出现此类证候，阳明经证也可以用白虎汤。然而沉细之脉若是因热邪闭塞所致者，用下法可扭转病势，所以不能概以阳病出现阴脉则预后较差。大凡热邪壅遏，气血运行不畅，脉多细软迟涩。通过观察脉象的滑数指征来分析病情，判断是否存在湿热等病理因素。对于细脉的审察，不能一概视同亏虚病证，宜辨析有无邪气闭阻，从本求治。与内伤病服凉药后脉搏跳动加快不同，此为虚证。

【原文】《热论篇》曰：帝曰：热病已愈，时有所遗[1]者，何也？岐伯曰：诸遗者，热甚而强食之，故有所遗也。若此者，皆病已衰而热有所藏，因其谷气相搏、两热相合，故有所遗也。帝曰：善！治遗奈何？岐伯曰：视其虚实，调其逆从，可使必已矣。帝曰：病热当何禁之？岐伯曰：病热少愈，食肉则复，多食则遗，此其禁也。

诒按：此言热邪初愈，余热留而未净，得谷食助气，则两热相合而复炽。观其食肉则复，多食则遗，故病后必须谨调口腹，只可以清淡稀粥，渐为调养也。

【注释】

[1]遗：此处指余邪未尽。

【提要】本条论述热病余邪不尽的原因及饮食宜忌。

【精解】《素问·热论篇》提出，有些温热病已经痊愈，而余热难消，是因为在罹患温热病的时候勉强进食引起的。温热病虽然已经减轻，但是热邪依然潜藏在体内，谷气与热邪相互搏结在一起，故出现余热不消的现象。治疗余热不退，只要根据疾病的虚实情况，分别给以相应治疗，疾病就会痊愈。

温热病的禁忌包括：罹患温热病，病情刚有好转，便进食肉类，疾病就会复发，如果过多进食，也会有余热不消。

柳氏指出，热病初愈，余邪未净，进食谷物会助气，则余热与谷热相合，热邪炽盛。热病之后，脾胃气虚，运化无力，吃肉则不能消化，多吃则消化不良，食物与邪热相互搏结，容易复发。热病初愈，脾胃功能尚未完全恢复，此时应以清淡益胃之品顾护脾胃之气。如若进食肉类等滋腻碍胃之品，易致热邪不尽，甚或病情反复。

【原文】《素问·玉版论要篇》：岐伯曰：病温虚甚死。

诒按：经言藏于精者，春不病温。则凡病温者，其阴气先虚可知。使或虚而未至于甚，则养阴透邪，治之如法，犹可挽回。若病温者而至虚甚，则热邪内讧，阴精先涸，一发燎原，不可治矣。

【提要】本条论述温热病的预后。

【精解】《黄帝内经》指出，温热病正气极虚者，属于死证。

柳氏指出，精气充盛者，春季不会罹患温热病。所以，但凡发作温病者，一定有阴精亏虚的病理基础。如果阴精亏虚不重，则以养阴透邪之法治之，病情尚可挽回；但若病温者阴精亏虚较甚，则邪热内盛，阴精枯涸，热势充斥，预后较差。

【原文】《灵枢·五禁》篇：岐伯曰：热病脉静，汗已出脉盛躁，是一逆也。

诒按：热病汗出后而脉转盛躁，此热邪深伏于阴，至汗出而邪机始动而外露，则其伏邪必重，故曰逆也。

【提要】本条再论温热病的预后。

【精解】《黄帝内经》指出，针刺有五种逆证，是指病症与脉象相逆的五种情况。热病脉静，汗出后脉盛而躁者，是逆证之一。

柳氏认为，热病汗出后应当脉静身凉，现反而脉盛大急躁，乃是由于热邪深伏于阴分，汗出之后伏邪开始发作而见脉大躁急。这是伏邪深重的表现，为逆证。

【原文】《灵枢·热病》篇曰：热病三日，而气口静、人迎躁者，取之诸阳，五十九刺，以泻其热而出其汗，实其阴以补其不足者。

吴鞠通曰：人迎躁，邪在上焦也，故取之诸阳，以泄其邪，阳气通则汗随之。阳盛则阴衰，泻阳则阴得安其位，故曰实其阴。泻阳之有余，即所以补阴之不足，故曰补其不足也。温热病未有不伤阴者，实其阴以补其不足，此一句实治温热之吃紧大纲。

【提要】本条阐明温热病清热祛邪、护阴生津的重要性。

【精解】罹患热病三日，患者脉象表现为气口平静、人迎躁乱，这是邪在表由表入里，治疗可选阳经上治疗热病的五十九个输穴进行针刺，以达到祛除在表之热邪，使邪气随汗而解的作用，同时以补法充实阴经，益阴精之不足。

吴鞠通先生指出，人迎脉躁乱，是邪热在上焦，所以治疗取阳经以泄热邪，阳气顺通则热邪随汗而解。阳盛则阴病，泻阳之有余即阴得安。温热病均可导致阴津亏耗，清热生津，顾护阴津，乃温热病治疗的最要紧之处。

【医案举隅】

患者，女，73岁。

[病史]患者因"左侧肢体无力1年，发热1个月余"于2014年7月17日住院。1年前无明显诱因出现右上肢及左下肢活动不利，言语不利，诊断为"脑栓塞"。2014年5月30日，患者出现发热，体温最高39.2℃。查血常规：白细胞计数（WBC）14.93×10^9/L，中性粒细胞百分数（NEUT%）87.8%。血气分析：二氧化碳分压（PCO_2）27.5mmHg，氧分压（PO_2）72.1mmHg。CT示右肺肺炎。诊断为"肺部感染"，予头孢哌酮舒巴坦、莫西沙星抗感染等治疗，但体温仍居高不下，最高达40.0℃，后将抗生素升级为美罗培南、去甲万古霉素及氟康唑，加强抗感染，体温降至正常，6月30日出院。7月17日，患者再次出现发热，体温最高达40.3℃，伴咳嗽咳痰，遂住院治疗。入院症见：发热汗出，体温39.9℃，嗜睡，呼之可睁眼，四肢活动不利，言语不能，小便失禁，大便无。患者有2型糖尿病史20年，使用胰岛素降糖；心源性脑栓塞病史1年，遗留左侧肢体活动不利、言语不利；阵发性房颤病史4年；高血压病史2年；高脂血症病史1年。查体：两肺可闻及少量湿啰音；心率84次/分，心律绝对不齐，第一心音强弱不等。神经系统查体：四肢自主活动不能，四肢肌力不可测，右侧病理征（±）。全血细胞分析：WBC 15.68×10^9/L，NEUT% 89.5%，血小板计数（PLT）81×10^9/L。生化全项：总蛋白（TP）31.6g/L，白蛋白（Alb）19.5g/L，BUN 26.86mmol/L，SCr 117.6μmol/L。胸部CT：两肺下叶炎症或胸腔积液，右肺门下方结节不除外。心脏超声：主动脉

硬化，左房大，左室功能减低。腹部超声：脂肪肝，肝大。西医予头孢哌酮舒巴坦、莫西沙星、氟康唑抗感染等治疗，疗效不佳，使用各种降温方法均无明显缓解。

［诊断］西医诊断：陈旧性脑梗死；肺部感染。中医诊断：发热，气血亏虚，热结肠腑证；中风，中脏腑，气虚血瘀，痰浊瘀阻证。中医诊脉两手均为沉细而弱，沉取则难以触及，两手尺脉坚大搏指，舌淡苔似积粉。辨证为气阴两虚，燥屎内结。

［治法］补气养阴，通腑泄热。

［方药］新加黄龙汤加减。党参15克，白术12克，黄芪15克，当归15克，地黄20克，玄参15克，麦冬10克，天冬12克，全瓜蒌25克，生大黄9克，芒硝12克，枳实9克，炙甘草9克，1剂。

二诊：当晚体温最高达40.5℃，中药浓煎后21：30经鼻饲管灌入，凌晨4：00左右大便1次，体温随之降至36.8℃，后体温降至正常；后患者再次发热，但在38.0℃以下，

［治法］益气养阴。

［方药］太子参20克，白术12克，黄芪15克，当归15克，地黄20克，玄参15克，麦冬10克，天冬12克，石斛12克，炙甘草9克。7剂，水煎服。

3天后体温正常，随访1个月未再反复。

曹云松，李楠楠，等．新加黄龙汤治疗持续高热医案1则［J］．北京中医药，2016，35（7）：702—703.

按语：本例患者反复高热1月余，接诊时病情危急，家属代诉多日未大便，两手脉沉细而弱，但尺脉坚大搏指，舌淡苔似积粉。考虑为气阴两虚，燥屎内结，气虚无以推动运行，阴虚不能滋润濡养，正如古人所云"无风舟停，无水舟亦停"。患者肠道津液不足，燥屎凝结滞涩；肺与大肠相表里，肠道燥屎内结，壅滞上迫肺气，肺金受煎灼而津液亏虚，治节无权而输布失司。二者相合则肠腑失于传导，肺气失于宣降，则高热持续不下。治疗应"釜底抽薪"，使燥屎去而高热退。考虑患者高龄而素体本虚，脉象已见沉弱之象，故选择新加黄龙汤以补气养阴、通腑泻热，以防出现便下而厥脱的危象。且在肠腑通畅后及时撤去泻下之药，以补气养阴法善后，顾护正气恢复，因而痊愈。

【原文】身热甚，阴阳皆静者，勿刺也。其可刺者急取之，不汗出则泄。所谓勿刺者，有死征也。热病七日、八日，脉口动，喘而短者，急刺之，汗且自出，浅刺手大指间。热病七日、八日，脉微小，病者溲血，口

中干，一日半而死，脉代者一日死。热病已得汗出，而脉尚躁，喘且复热，勿刺肤，喘甚者死。

诒按：热甚而脉浮躁则可刺，当急取之，令其热邪从汗泄而解。若脉阴阳俱静，是阳证见阴脉，已有死征，故勿刺。脉口动喘而短者，热壅于肺也。刺手大指间肺之少商穴，俾肺之热痹开而汗泄则解矣。热邪灼烁血分则溲血，阴液被烁则口干，下焦阴伤已甚，而脉又微小，则不唯阴涸，而阳亦伤矣，故主死。已得汗而脉尚躁，喘且复热，是热不为汗衰，而化源且绝矣，故死。

【提要】本条论述温热病针刺治疗宜忌。

【精解】发热严重的患者，如果气口和人迎的脉象都很沉静，则为阳病见阴证，一般不能针刺；如果还有针刺的可能，必须用疾刺法，虽没有汗出，但依然可泻出热邪。所谓不能针刺，是由于脉证不符，有死证的征象。热病七八日，气口脉象躁动，患者气短喘促的，应马上针刺治疗，使汗出热散，取手大指间的穴位浅刺。热病七八天，若是脉象微小，则是正气不足的表现，患者出现尿血、口中干燥，是阳盛阴竭，一天半内死亡；若是见到代脉，则是脏气已衰，一日内死亡。热病已经出汗，但脉象还是躁而不静，气喘，并且不久热势又起的，不可针刺。气喘加剧者死。

柳氏认为，发热严重的患者，脉象急疾躁动，脉证相符，应该用疾刺法，使热邪通过汗出而解。若脉证不符，见有死证的征象，则不能针刺。

【原文】热病不可刺者有九：一曰汗不出，大颧发赤，哕者死；二曰泄而腹满甚者死；三曰目不明，热不已者死；四曰老人婴儿，热而腹满者死；五曰汗不出，呕下血者死；六曰舌本烂，热不已者死；七曰咳而衄，汗不出，出而不至足者死；八曰髓热者死；九曰热而痉者死，腰折、瘈疭、齿噤齘也。凡此九者，不可刺也。

诒按：颧赤而哕，肾阴已竭而虚阳上脱之证，故死。已泄而腹尚满，是阴下脱而邪不减，与热不为汗衰者相似，故死。目不明，阴脱也，阴脱而仍热，故死。热满当泄，老人幼儿不任攻伐，则热无出路，故死。热蕴无汗，上逆则呕，下迫则血溢，上下交征，阴液易涸，故为死候。舌本烂，乃肾火上结，与胃热炽而口糜者不同。若既烂而热仍不已，亦为死候。汗不至足，是肺气不下行而化源将绝也。咳衄乃邪闭于上，无汗则邪不外泄，又兼化源将绝之征，故曰死。髓热如骨蒸之状，邪热深入于肾也。热而痉，致见腰折等证，是邪热深入于肝也，肾肝为热邪所烁，故死。

吴鞠通曰：此节历叙热病之死征，以禁人之刺，大抵由于阴竭者为多。然刺固不可，亦有可药而愈者，盖刺法能泄能通，开热邪之闭结最速。至于益阴以存津，则刺法之所短，汤药之所长也。

【提要】本条论述热病治疗禁忌。

【精解】《黄帝内经》云：热病有九种是不可刺治的死症。①不出汗、颧骨部发红，且伴有呃逆的患者，预后较差。②虽下泄而腹部仍然严重胀满的患者，预后较差。③两目视物不清仍发热不退的患者，预后较差。④老人和婴儿，发热且腹部胀满的，预后较差。⑤不出汗且吐血的患者，预后较差。⑥舌根腐烂，发热不退的患者，预后较差。⑦咳嗽、鼻出血、不出汗，或者即使出汗也是仅在足部以上的患者，预后较差。⑧热邪深入骨髓的患者，预后较差。⑨发热伴有痉挛的患者，预后较差。痉挛是指腰脊反张、手足抽搐、牙关紧闭、口不能开。凡以上九种死症，不可刺治。

柳氏认为，热病之后，多有阴液耗伤。若热盛阴伤之后，不念及阴虚之质而妄用针刺之法治之，则预后较差。

鞠通先生指出，温病没有不伤阴者，故以泄热滋阴为治疗大法，如前所言"实治温热之吃紧大纲"。临证应用针刺与汤药，须各取所长。针刺可以通泄热邪，开热闭最速，而益阴生津则是其不擅长。对于《黄帝内经》所言之由于阴伤（阴竭）所致之死征，尤为针刺治法之禁忌，可酌情选用益阴生津的汤药。

详注《难经》伏气发温诸条

【原文】《难经》五十八难曰：伤寒有几，其脉有变否？然！伤寒有五：有中风，有伤寒，有湿温，有热病，有温病。其所苦各不同。

徐洄溪曰：伤寒者，统名也。下五者，伤寒之分证也。

诒按：中风伤寒，即仲景论中所列之证也，是感而即发者也。若寒邪郁伏而发，则因温风而发者，名曰风温；因暑热而发者，名曰热病，此即夏至后之暑病也；因湿邪而发者，名曰湿温。虽随时随病，各异其名，而由于受寒则一，故皆谓之伤寒。

又按：所苦不同，言五者之为病不同也。《伤寒论》云：太阳病，发热而汗出，恶风脉缓者，名曰中风。太阳病，或已发热，或未发热，必恶寒，体痛呕逆，脉阴阳俱紧者，名曰伤寒。太阳病，关节疼痛而烦，脉沉而细者，此为湿痹。太阳中热者，暍是也；其人汗出恶寒，身热而渴也。太阳病，发热而渴，不恶寒者，为温病。

此五条，即论列五种病之所苦，各有见证之不同也。前二条是感寒而即病者，后三条是寒伏于内，兼夹别气而病者，仲景悉隶于《伤寒论》中，可见五证均因于寒，即均可谓之伤寒也。

【提要】本条引《难经》原文，论述伤寒的分类及其与温病的关系。

【精解】《难经·五十八难》将伤寒分为中风、伤寒、湿温、热病、温病，主证各不相同。

仲景《伤寒论》所论"伤寒"乃为感邪而发统论之。柳氏依据感邪与发病时间的关系，区分伤寒与伏气。寒邪郁伏体内，至春季气候温暖而发者，名为风温；至夏至节令后而发者，名为暑温；夹湿邪而发者，名为湿温。虽然在不同季节发病，名称不同，但都是由于感寒引起，故统称为伤寒。同时又从各自的症状特点，阐述了《伤寒论》中太阳中风、太阳伤寒、太阳中暍、湿痹、温病的区别。尽管发病有先后、夹邪亦不同，但其初始病因均为寒邪，故均可以称为伤寒。

【原文】中风之脉，阳浮而滑，阴濡而弱。伤寒之脉，阴阳俱盛而紧涩。湿温之脉，阳濡而弱，阴小而急。热病之脉，阴阳俱浮，浮之而滑，沉之散涩。温病之脉，行在诸经，不知何经之动也，各随其经所在而取之。

诒按：阴阳二字以脉言。凡脉寸为阳，尺为阴；右为阳，左为阴；浮为阳，沉为阴。就此节论，当以尺寸分阴阳为是。风为阳邪，故阳脉浮滑。寒邪收引，故脉紧涩。湿为阴邪而伤阳，故阳濡而阴急。热病为阳邪而伤阴，故浮滑而沉涩。热病是温邪之已化热而外出者，其未化热之前，名曰温病。邪伏少阴，随气而动，流行于诸经，或乘经气之虚而发；或夹新感之邪气而发。其发也，或由三阳而出，或由肺胃；最重者热不外出，而内陷于手足厥阴；或肾气虚，不能托邪，而燔结于少阴。是温邪之动。路径多歧，随处可发，初不能指定发于何经，即不能刻定见何脉象也。

又按：伏温之病，随经可发；经训昭垂，已无疑义。乃张石顽谓温邪之发，必由少阳。陆九芝谓温热病必发于阳明。陈平伯则以肺胃为温邪必犯之地。吴又可又以募原为温疫伏邪之所。诸家所论，虽亦各有所见，但只举温病之一端，而不可以概温病之全体。至吴鞠通《温病条辨》，横分三焦。谓凡病温者，必始于上焦手太阴。是以时感温风之证，指为伏气发温之病。彼此混而不分，其背谬为尤甚。学者当即此节经文，悉心参究，确知温病之发，随经可动，临证时始有真知灼见，而不至有他歧之惑也。

【提要】本条论述伤寒脉象特征及其在发病学中的意义。

【精解】《难经·五十八难》指出，太阳中风的脉象表现为属阳的寸部浮而滑，属阴的尺部细软而弱；湿温脉象表现为属阳的寸部软而弱，属阴的尺部细小而急；太阳伤寒的脉象表现为尺部、寸部都强盛而紧涩；热病的脉象表现为尺部、寸部都现浮脉，轻按浮取兼滑，重按沉取兼散涩。温病的脉象，因病邪散行于各经，不容易辨别具体是哪条经的脉动，所以必须要审察病情，随着病变所在的经脉，按取其脉象。

仲景《伤寒论》所言脉象，在发病学中有重要地位。柳氏以伤寒脉象为依据，指出"伏温之病，随经可发""温病之发，随经可动"，不能"只举温病之一端"，以"概温病之全体"。临证诊治温病时需活看，不能定于某经、刻于某脉。

【原文】伤寒有汗出而愈，下之而死者；有汗出而死，下之而愈者；何也？然阳虚阴盛，汗出而愈，下之即死；阳盛阴虚，汗出而死，下之而愈。

滑氏《本义》引《外台秘要》谓：表病里和为阳虚阴盛，邪在表，宜发汗；若反下之，引邪入里，诛伐无过，故死。里病表和为阳盛阴虚，邪入里，宜急下；若反汗之，兼虚其表，故死。按《伤寒例》亦有阳盛阴虚，汗之则死，下之则愈，阳虚阴盛，汗之则愈，下之则死之文。诸家释之，不一其说。成无己注则以阳邪乘虚入腑，为阳盛阴虚；邪乘表虚，客于营卫，为阳虚阴盛。《外台秘要》及刘河间《伤寒直格》俱以不病者为盛，病者为虚。《活人书》以内外俱热为阳盛阴虚，内外俱寒为阳虚阴盛。唯王安道《溯洄集》则以寒邪在外为阴盛可汗，热邪内炽为阳盛可下。此说最为无弊。若不病为实，病者为虚之说，与表病里和，里病表和之说相近，但虚实二字，其义终未妥也。

诒按：寒邪初受，未经化热，卫阳被遏，则阳虚而阴盛，此即暴病之伤寒。但用辛温助阴，以发其汗，则邪解矣。若未曾入腑化热，而遽下之，则里气伤而表邪陷，即死矣。若邪郁久而化热，阴液被烁，则阳盛而阴虚，此即伏气之温病也。里热既盛，当急下以救阴则生。若再用辛温，误发其汗，则阴愈烁而变证蜂起。是以受病之始，都属寒邪，故仍以伤寒为提纲也。此节两层，以伤寒、温病分贴作解，亦甚熨帖。前所引诸家之论，似总不能若是之直捷。

【提要】本条论述伤寒与温病的治法。

【精解】《难经·五十八难》指出，治疗伤寒，有用汗法汗出而愈，用下法泻下而死者；也有用汗法汗出而死，用下法泻下而愈者。这是依机体阴阳偏盛、偏衰而定。若患者阳虚阴盛，用了发汗法汗出之后，就会痊愈；如用泻下法，则使外邪内陷而造成死亡。若患者阳盛阴虚，用了发汗法，汗出津竭则死亡；如用泻下法，则会痊愈。这里所谓阳虚阴盛，是指表阳虚，里阴盛，表虚则寒邪乘袭，客于营卫，用汗法调和营卫，开泄腠理，能使病邪从肌表排出，达到治愈疾病的目的。

倘若表邪未解而误用下法，导致里气虚弱而外邪内陷，则会造成不良后果。所谓阳盛阴虚，是指表阳盛，里阴虚，如阳明腑实证之类，因邪入阳明所致，荡涤实热即可获效；如误用汗法，非但病不能除，反而导致津液耗竭，产生不良后果。

对于汗法与下法的应用，柳氏始终强调要"审因论治"。感寒初起，卫阳被遏，应以辛温发汗；若予下法，则邪陷而里伤。寒邪日久，郁而化热，变为伏温，若此时再用辛温汗法，则阴液大伤而变证蜂起。因此，下法不适用于表邪未解的疾病，汗法不适用于热结在里的疾病。

详注仲景伏气化温证治各条

【原文】《伤寒论·平脉法》篇师曰：伏气[1]之病，以意候之，今月[2]之内，欲有伏气。假令旧有伏气，当须脉之。若脉微弱者，当喉中痛似伤，非喉痹[3]也。病人云：实咽中痛。虽尔，今复欲下利。

诒按：温邪化热内动，脉当数大，乃见微弱，是气弱不能托邪，邪郁不达之象。热不外达而循经上浮，则为喉痛，以少阴之脉循喉咙也。伤寒少阴病，本有下利、咽痛之条，亦即此义。盖以热郁既久，则阴液腐败，故不但咽痛，而复欲下利也。

又按：此条可为温邪内伏少阴之证。

章虚谷曰：观仲景标中风、伤寒、暑热等病脉，与难经同。唯难经言温病之脉，行在诸经，不知何经之动也。是言温病初由伏邪随气血流行在诸经中，及其发也，不知从何经而动，其发无定处，故无一定之脉可指也。今仲景又教人审脉，以辨邪发之经：如脉微弱，即知其邪未离少阴，随经上下，必当有咽痛、下利等证，正与《难经》互相发明也。下文邪出三阳，热势大盛，其脉浮大，上关上，则是脉随证变，证随脉见。在初起本无定脉，故《难经》不标脉象也。由是观之，其与外感之邪，有定证定脉者，固迥不同矣。

【注释】

［1］伏气：指病邪伏于体内，过时发病。

［2］今月：这个月

［3］喉痹：咽喉闭塞而痛。

【提要】本条论述从脉象测知伏气为病可能发生的临床证候。

【精解】《伤寒论·平脉法》云，病邪伏于体内过时发病，是可以通过推理判断的。这个月的时令所候之气太过，感受太过之邪隐匿于体内，则有可能发生伏气疾病。假使既往有邪气内伏，应当注意脉象的变化。如果脉象微弱，伴有喉中疼痛，此非喉痹。虽然患者说咽中痛，但此时还有腹泻。

所谓伏气，是指感受时令之气不即发病，伏藏体内，过时发作的一种疾病。由于四时之气不同，如春之风气、夏之暑气、秋之湿气、冬之寒气，所伏之气不同，所以其发病的性质常不一致，但还是有一定的规律性。《黄帝内经》云："冬伤于寒，春必病温。"在春季时，即要注意是否有冬令的伏气发病，"以意候之"。一般说来，冬寒伏于少阴者，至春阳气升发之际，必发温病。少阴属肾，肾司二便，又经脉循行咽喉，故少阴伏气病，当咽喉疼痛而又下利。所以，柳氏提出《伤寒论》此条是温邪内伏少阴的证候。

【原文】少阴病（脉微细但欲寐也），二三日，咽痛者，可与甘草汤；不瘥者，与桔梗汤。

章虚谷曰：风寒外闭少阴而咽痛者，仲景用半夏散，辛温开泄之法矣。此少阴伏热内发，循经上灼而咽痛，虽不合用辛温开泄，亦不可用凉药，以遏其外出之势；故专用甘草甘缓之品，导邪外达，且生用亦能泻火。如不瘥，则火郁而不出也；加桔梗上通其气，则痛自止矣。伤寒自表入里，故先太阳而后至少阴；温病自里而出表，故先少阴而后出太阳也。

沈宗淦曰：伏气为病，皆自内而之外，不止春温一证也。盖四时之气，皆有伏久而发者，不可不知也。

【提要】本条引录《伤寒论》原文，论述同病异治。

【精解】咽痛一证，阴证阳证都有。文中言咽痛者，乃少阴客热之咽痛，不兼及其他症状，而病情较轻，所以只用一味甘草汤以清火解热。如果服后不愈者，当为少阴伏热内发，循经上灼而咽痛，咽喉痰热交阻，予桔梗汤开肺祛痰治之。若为阴证之咽痛，投以此方则无效。

【原文】少阴病，下利咽痛，胸满心烦者，猪肤汤主之。

张路玉曰：病虽发于阴经，实为热证。下利咽痛，胸满心烦，其邪热之充斥，上下中间，已无处不到，而又非寒下之法所宜，故立猪肤汤，以润少阴之燥，与用黑驴皮之意颇同。阳微者用附子温经，阴竭者用猪肤润燥，同具散邪之意。比而观之，思过半矣。

【提要】本条引录《伤寒论》原文，论述治病求本。

【精解】少阴病下利，属脾肾阳虚，下利日久，必致津损阴伤，虚热内生。虚热上炎，可以出现咽痛；虚热郁扰胸膈，会出现胸闷、心烦。张路玉指出，阴证之咽痛，虽发于阴经，实为热证。"下利咽痛，胸满心烦，其邪热之充斥，上下中间，已无处不到。"脾阳虚运化无力，津液不可能短时间恢复，若用苦寒则会更加损伤阴液，用温补则会增加内热，所以用猪肤汤滋阴润燥。

【原文】少阴病，得之二三日以上，心中烦，不得卧，黄连阿胶汤主之。

周禹载曰：伏邪未发，津液先已暗耗。今得之二三日以上，虽阴火不升，未见咽痛等证，而心烦不得卧，已知阴液消耗；故以芩、连清热，以胶、芍滋阴，虚实两治也。

诒按：以上少阴病三条，均与传经热邪不合，其为伏邪所致无疑也。

【提要】本条引录《伤寒论》原文，再次论述治病求本。

【精解】少阴病以脉微细、但欲寐为主要临床表现。其发病或为素体阳虚，抗邪无力，寒邪直中少阴；或为太阴病久，邪传少阴；或太阳之邪，内传少阴。少阴病分寒化、热化两种证型。患者素体阴虚者，则为热化。少阴热化证由邪从火化，阴虚阳亢所致，核心是阴虚有热。阴虚既包括素体阴虚，也包括因病热伤阴而致之阴虚。少阴病二三日，即见"心中烦，不得卧"，这是热扰心神的表现，治疗当以养阴清热为主。

柳氏指出，上述三条皆为邪伏少阴而致病。但本条所论与前两条不同，此乃既有伏温，亦有津亏，故当治病求本，"虚实两治"。

【医案举隅】

王某，男。

［病史］患脑病失眠，经中医多次以滋补或清下法治疗均不效。临床表

现：胸膈痞闷，烦热不眠，甚则辗转反侧，通宵达旦，口干舌燥，不渴，头昏心悸，面色青暗，舌中心黄燥少津，小便黄赤，脉弦细略数。

［诊断］肝肾阴虚，虚阳独亢之失眠证。

［治法］滋阴降火，养血安神。

［方药］方用黄连阿胶汤加肉桂5克、郁金15克，取其行阳入阴。

服用后，烦热减轻，安然睡眠4小时。继进1剂，心烦全解，口干眠涩消除，食欲增进，睡眠良好。后又加减服数剂，恢复正常工作。

王威. 黄连阿胶汤证治体会［J］. 中西医结合心血管病杂志，2014，2（7）：42，44.

按语：《伤寒论》之少阴病，有从寒化的，有从热化的，也有太阳之邪解后而残热转属少阴的，黄连阿胶汤是邪从热化证的主治方剂。机体在邪正交争的抗病期间，由于发热耗蒸汗下，使阴分受到损害，阴虚邪泛则生内热，邪热乘虚上亢，而致虚烦不得眠。脑病日久，肝肾阴虚，心血失养，心阳独亢，水火不济，致心肾不交而失眠。这都是少阴经心肾的虚热，不同于阳证的实热，因而治疗上既不能单纯清下泄热，又不能集中固补心肾。所以，用清热育阴的黄连阿胶汤最为适宜。

【原文】少阴病，下利六七日，咳而呕渴，心烦不得眠者，猪苓汤主之。

章虚谷曰：下利六七日，热从下陷，不得外透，故逆于肺则咳而呕，乘心则烦渴不得眠，以心肺皆通少阴之脉故也。主以猪苓汤，利水而滋阴；盖滋阴则热随利去，利水则泻止。而烦渴亦解矣。

【提要】本条引录《伤寒论》原文，再次论述治病求本。

【精解】少阴病，下利至六七日，正阴尽阳回之候，为伏温伤阴兼水热互结之证。水热互结在里，热从下陷，水渗大肠则利，犯肺则咳，犯胃则呕，津不化则渴，伏温内郁、阴虚阳亢则心烦不得眠。故用猪苓汤育阴清热利水，亦为治病求本之范例。

【医案举隅】

患者，女，73岁，2020年10月28日就诊。

［病史］患者失眠6个月余。刻下症：彻夜难眠，心烦，夜间口渴喜饮，每晚必饮两大杯水，且饮不解渴，舌尖红乏津，舌有裂纹，脉数有力。

［诊断］不寐，少阴失眠证。

［方药］猪苓汤加减。猪苓、茯苓、泽泻、滑石（先煎）、阿胶（烊化兑

服）各21克，玄参、生石膏（先煎）各15克，黄连片9克。6剂，水煎服，每日1剂。

服用6剂后，患者睡眠时长由2小时增至5小时左右，较前明显好转，效不更方，继服6剂。后电话随访，患者睡眠已恢复如常。

孟六阳，王松龄，李方方，等. 王松龄运用猪苓汤治疗少阴失眠经验［J］. 中国民间疗法，2021，29（24）：23—24.

按语：患者心烦、舌尖红、脉数有力，均为心火上炎之象，虽无小便不利的症状，但饮不解渴，说明患者体内水液布散障碍，口渴、舌质乏津为肾水不足之象，肾水不足，无以潜藏君火，心肾不交，故出现失眠之证。因患者阴虚有热、水气不利，故予猪苓汤加减治之，在原方基础上加玄参滋肾水，配伍黄连、生石膏加强清热之功。方证对应，故效如桴鼓，覆杯而愈。

【原文】少阴病，得之二三日，口燥咽干者，急下之，宜大承气汤。

张路玉曰：伏气之发于少阴，其势最急，与伤寒之传经热证不同。得病才二三日，即口燥咽干，延至五六日始下，必枯槁难为矣。故宜急下，以救肾水之燔灼也。按少阴急下三证：一属传经热邪亢极，一属热邪转属胃府，一属温热发于少阴，皆刻不容缓之证，故当急救欲绝之肾水，与阳明急下三法，同源异派。

诒按：此亦伏邪无疑。如系传经热邪，则从始病数起，绝不止二三日；如从传至少阴数起，则不应二三日始见口燥咽干也。

【提要】本条引录《伤寒论》原文，论述邪伏少阴急下之证。

【精解】伏气发于少阴，与一般伏温不同，亦与伤寒传经、少阴热化不同。伏气之发于少阴，为少阴伏热内发之温病，因蕴热日久，伤及肾水，"水干则土燥"。此时病情紧急，更易耗伤肾阴，当急下存阴，"急救欲绝之肾水"。

【原文】太阳病，发热而渴，不恶寒者，为温病。

王安道曰：温病如此，则知热病亦如此。是则不渴而恶寒者，非温热病矣。温热病而有恶风恶寒之证者，重有风寒新中也。

沈尧封曰：此条虽不言脉，以后条参之，其尺部必浮也。

章虚谷曰：温病之发无定处。少阴之表为太阳，热邪从里出表，即有发热头痛之太阳病也。不恶寒，则非新感之邪可知。热从内发故渴，仲景恐人错认为太阳伤寒伤风之证，故特标明，谓此是伏热内发之温病也。其少阴温病反不标者，因伏气条内，已申明咽痛下利，为少阴初发之温病矣。

王梦隐曰：汪谢城云，吴氏《温病条辨·上焦篇》，首引《伤寒论》云：太阳病，但恶热，不恶寒而渴者，名曰温病，桂枝汤主之。

今检《伤寒论》，却未见此数语。使此语真出仲景耶，亦当辨其简误。若系吴氏误记，尤不可不为之辨正。余谓非误记也。因喻氏尝云，仲景治温证，凡表药皆用桂枝汤，以示微发于不发之意。尤在泾《读书记》云，此喻氏之臆说，非仲景之旧章。鞠通自谓跳出伤寒圈子，而不知已入嘉言套中，又不甘为人下，遂肆改原文，捏为圣训，而不自觉其诬圣误世也。

【提要】本条引录《伤寒论》原文，论述伏温的定义与病证特点。

【精解】伏气之发，发无定处，如何与伤寒鉴别？当视其恶寒与否。温病和伤寒正好相对，发热而渴、不恶寒即为温病，病位也在表，也属于太阳病。隐语之处是：仲景在此设了一个疑问，不恶寒那恶不恶热？后世不明原旨，妄加揣测，甚则"肆改原文"，引为谬解。

【原文】若发汗已，身灼热者，名曰风温。风温为病，脉阴阳俱浮，自汗出，身重多眠睡，鼻息必鼾，语言难出。

若被下者，小便不利，直视失溲[1]。若被火者，微发黄色，剧则如惊痫，时瘈疭[2]。若火熏之，一逆尚引日，再逆促命期。

章虚谷曰：太阳外感之邪，若发汗已，当热退身凉矣。今热邪从少阴而发，当清其热，而误发其汗，反伤津气而助邪势，故身更灼热，因而勾起其肝风。鼓荡其温邪，故曰风温。其为病也，虚阳外浮，热邪漫溢，故脉阴阳俱浮；津液外泄，自汗不止；气乏神昏，则身重多眠睡；内风动而机窍室，故鼻鼾而语言难出；其非外感风邪可见矣。若被下者，谓未经误汗，非为汗后又下也。若误被火劫者，微则热伤营气，而血瘀发黄；剧则热甚风生，而惊痫瘈疭也。盖邪伏少阴，热灼水枯，咽干口燥，法当急下；此热已发出太阳，则少阴空虚，若下之伤阴，则小便不利，而直视失溲，则气亦脱矣。若未汗下而被火攻者，外火助内热，熏蒸而发黄；剧则火邪扰心如惊痫，肝风炽甚而瘈疭，皆坏象也。若只火熏之，一逆尚可引日苟延；若既汗又下而再逆之，更促其命期矣。

【注释】

[1]直视失溲：是重症的表现。直视，指瞪目直视，甚或神智昏迷的表现。失溲，为大小便失禁。

[2]瘈疭：指手足不由自主地时缩时伸，抽动不止的表现。

【提要】本条论述风温的定义、症状及治禁。

【精解】发汗已，身灼热者，即是风温。风温脉阴阳俱浮，此处的"阴阳"是指寸关尺，和伤寒脉阴阳俱紧是有区别的。一个强调浮，一个强调紧，浮就明确了脉的位置。"自汗出，身重多眠睡，鼻息必鼾"是风温的主要症状，因为热在表，所以汗出。因为汗出伤津液，身体四肢缺乏津液濡养，代谢产物潴留，就会出现沉重。下法、熏法均属误治，特别是火熏法，用之则会进一步损伤津液而出现血瘀发黄、惊痫、瘛疭等一系列津液耗伤、失却濡养的症状。若用火熏法，第一次逆用，尚不会致命，若再逆用火熏法治疗，就会加速患者死亡。

【原文】服桂枝汤，大汗出后，大烦渴不解，脉洪大者，白虎加人参汤主之。

诒按：桂枝汤治风邪伤卫，表病而里和者，用之得当，则微汗而解。此则温邪自内而发，误用桂枝，适以助邪而耗液，故大汗大渴，热势转甚。主以白虎，所以泄热解烦；因阴液被劫，故加人参以救之也。

【提要】本条论述风温的治疗。

【精解】风温，包括伏温，无论起病形式如何，治疗时均忌用汗法，汗则津液更伤，当以白虎加人参汤泄热救阴。

柳氏认为，桂枝汤治疗风伤肺卫，表病里和者，用之得当，则风邪微汗而解。伏温之邪，自内而发，若误用桂枝汤类，恰会引邪入里，亦耗伤阴液，症见大汗大渴，热势转盛。此时主以白虎汤泄热除烦。又因阴液被劫，故见烦渴不解，根据阴阳互根，此时不但是阴伤，亦有气虚，气能生津，故必须加补气之人参，治病求本，从根本上解决问题。

【原文】太阳与少阳合病，自下利者，与黄芩汤；若呕者，黄芩加半夏生姜汤主之。

张路玉曰：黄芩汤，温病之主方，即桂枝汤以黄芩易桂枝去生姜也。盖桂枝主在表风寒，黄芩主在里风热；其生姜辛散，非温热所宜，故去之。

周禹载曰：明言太少二阳，何不用二经药，则以非伤寒故也。何以知其非伤寒，以不恶寒而即热，不得谓之伤寒也。何以云太少二阳，以或胁满，或头痛，或口苦引饮，皆二经证也。果系伤寒合病，应见表证；今不但无表，且有下利里证。如云伤寒协热下利，必自传经来，不若此之即利也。盖温邪内郁已久，中气不足者，岂能一时尽泄于外，其下走而作利，亦自然之势也。

王梦隐曰：少阳胆木，夹火被猖；呕是上冲，利由下迫；何必中虚始利，饮聚而呕乎。半夏、生姜，专开饮结；如其热炽，宜易连、茹。

【提要】本条引录《伤寒论》原文，论述风温入里的治疗。

【精解】若太阳病在表，因误下导致热利，则用葛根黄芩黄连汤治疗。合病为两经同时发病，无先后次序之别。从方测证，本条以少阳受邪为主。少阳火郁之邪内迫阳明，下驱大肠，故自下利。少阳热邪下迫，疏泄不利，尚可见肛门灼热、泻下黏腻、腹痛等证。治以黄芩汤（黄芩、炙甘草、芍药、大枣）清少阳之热，则下利可愈。若少阳之邪热上逆于胃而见呕吐者，则用黄芩加半夏生姜汤清热降逆止呕。

风温由表入里，延及胆胃二腑，治疗应灵活善变，随证治之。

【医案举隅】

华某，女，22岁，2019年11月2日初诊。

［病史］患者行经腹痛5年余，每次来月经均要吃止痛药。刻诊：体型偏瘦，唇红，眼睑充血，头面部油脂分泌旺盛，面部有痤疮散发，色红，每次来月经第1、2天腹痛，有血块，经量较多，色鲜红，末次月经10月7日，舌质红，苔薄，脉沉滑。

［诊断］痛经，证属郁热痛经。

［治法］清热缓急。

［方药］黄芩汤。黄芩10克，白芍30克，甘草10克，大枣20克，7剂，免煎颗粒，每日1剂，分2次饭后服。

二诊（2019年11月9日）：本次月经11月5日，痛经明显好转，痤疮减少。

［方药］上方10剂，5/2服法（根据疾病患者特点，采用连续服药5天，停药2天后再服的服药方法）。

半年后随访得知痛经未发。

孟彪，高立珍．黄芩汤的临床应用医案四则［J］．中国中医药现代远程教育，2021，19（2）：100—101.

按语：患者唇舌红、眼睑红、经色红、头面油多伴有座疮，均提示患者体内有郁热，故辨为郁热痛经。方中黄芩有良好的清热作用，芍药甘草汤可缓急止痛，大枣味甘，亦有缓急止痛之效。临床体会，黄芩汤对热性痛经有较好的效果。

【原文】三阳合病，脉浮大，上关上，但欲眠睡，目合则汗。

周禹载曰：温病至三阳合病，其邪热溷[1]实可知，故脉浮大也。意邪在少阴，尺脉已大，今由内达外，而浮大见于关上，故曰上关上也。然脉虽见于阳位，而少阴之源未清，故欲眠仍见少阴证，而盗汗又少阳证也。太阳脉浮，阳明脉大，而关上是少阳部位，故三阳合病。

诒按：春温所以异于热病者，以目合则汗，不似热病之大汗不止也。

杨素园曰：此条与发汗已身灼热之风温，初是一串，初起为此病，误汗则为风温。

按：此条治法，缪仲淳拟用百合一两，麦冬五钱，知母、花粉、白芍各二钱，鳖甲三钱，炙甘草一钱，竹叶五十片。

【注释】

[1] 溷（hùn 混）：本意是指混浊，也指混乱，还指污秽物、粪便、厕所。在本文中，溷乃混合之意。"其邪热溷实"意为邪热与实证相传合。

【提要】本条引录《伤寒论》原文，论述三阳合病与风温的区别。

【精解】三阳合病，脉浮大者，浮为太阳之脉，大为阳明之脉，"上关上"言浮大之脉见于左关部。胆热郁盛，上扰神明，则昏昏欲睡。目合则阳入于阴，少阳主相火，目合后，阳热内迫，则里热更盛而逼津外渗，故而作汗。

此条与"发汗已身灼热之风温，初是一串"，初起为此病（三阳合病），汗后则为风温证。

提示后人学习《伤寒论》应当因证论方，不必循经而论证。柳氏提出，如治三阳合病，脉大上关上，但欲眠，目合则汗，阴津内枯而虚热较甚者，可参缪仲淳氏，以甘寒之品养阴生津，如百合、麦冬、知母、炙甘草、竹叶、栝楼根、鳖甲、白芍等。

【原文】《金匮》曰：温疟者，其脉如平，身无寒但热，骨节疼烦，时呕，白虎加桂枝汤主之。

尤拙吾曰：此与《内经》论疟文不同。《内经》论其因，此详其脉与证也。瘅疟、温疟俱无寒但热，俱呕，而其因不同。瘅疟者，肺素有热，而外加感冒，为表寒里热之证；缘阴气内虚，不能与阳相争，故不作寒也。温疟者，邪气内伏少阴，至春夏而发，为伏气外出之证；寒蓄久而变热，故亦不作寒也。脉如平者，病非外感，故脉如平时也。骨节疼烦、时呕者，热从少阴而出，舍于肾之所合，而上并于阳明也。白虎甘寒除热，桂枝则因势而利导之耳。

王梦隐曰：喻氏谓仲景论疟，既云弦数者多热，而复申一义曰，弦数者风发；可见多热不已，必至耗液生风，木来侮土，传其热于胃。此非可徒求之药，须以饮食消息，止其炽热，如梨汁、蔗浆之类，以止渴生津，正《内经》风淫于内，治以甘寒之旨也。

【提要】本条引录《金匮要略》原文，论述温疟的病因。

【精解】从伏气温病来看，温疟乃邪气内伏少阴，至春夏而发。治疗时，一则要清热，一则要护阴。

温疟病机为太阳表邪未解，阳明里热炽盛，治以解表清热，用白虎汤清泄阳明热邪，加桂枝解太阳表邪。

【医案举隅】

患儿，4岁。

[病史]患儿感冒发热后咳嗽1周余，加重3天。时值6月天，患儿咳嗽连连，痰咳不爽，但热不寒，口微渴，时有心烦，手心热，述大便干燥，小便赤，食后欲呕，汗出时作。服止咳化痰药不解。询问病史，家人述1周前因发热到医院就诊，诊为病毒性感冒，经西医药治疗大汗出而热退，后出现咳嗽，近两日咳甚，面容较前消瘦许多。诊患儿咳嗽阵阵，精神尚可，虽无发热有时，但家人述其咳声阵阵，间断约10分钟左右，咳时汗出蒸蒸，后咳稍停，旋即又连咳而汗出，夜间入睡后不咳。舌红苔白，脉滑而数。

[方药]以白虎加桂枝汤加减治之。知母9克，生石膏15克，桂枝6克，甘草、粳米各5克。

调整石膏和桂枝比例，因其年幼剂量减少，又身热甚，表证未解微，遂减桂枝剂量。嘱3剂。竟服1剂（日两次）而咳止症消。嘱再服余剂，随访3个月未发。

胡爽杨.《金匮要略》白虎加桂枝汤治疗小儿咳嗽的临床应用心得［J］.环球中医药，2013，6（S1）：58.

按语：在本病之初，或因患儿素体不足，或因之前发汗太过，其寒热如疟证表现，阵咳有时，汗出而解，实为肺热上逆，正邪交争的"疟"证本质表现，不能拘泥咳嗽无疟证表现而忽视其本，故选方仍以温疟之白虎加桂枝汤加减治之，正如石顽注《金匮要略》云："治瘅疟唯宜白虎，盖白虎专于退热，其分肉四肢，内属于胃，非切于所舍者乎？又泻肺火，非救其烦冤者乎？据此而观，不但病在肺心，亦且兼之胃病。嘉言意用甘寒，亦属非谬。"另外，结合发病季节，病邪易入里化热，故选此方清热除烦而解厉毒。只要辨证准确，抓住疾病本质，经方运用可效若浮鼓。

【原文】《伤寒论》曰：阳明病，脉浮而紧，咽燥口苦，腹满而喘，发热汗出，不恶寒反恶热，身重。若发汗，则躁，心愦愦[1]，反谵语。若加烧针，必怵惕[2]烦躁，不得眠。若下之，则胃中空虚，客气动膈，心下懊憹[3]。舌上苔者，栀子豉汤主之。若脉浮发热，渴欲饮水，小便不利者，猪苓汤主之。

周禹载曰：浮紧，伤寒脉也，何以为热病？以其发于夏，不恶寒反恶热也。又何以独言阳明？以夏时湿热上蒸，邪从胃发，且腹满而喘，种种皆阳明证也。然咽燥口苦，非少阴证耶？不知阳明为从出之途，少阴其伏藏之地，故证或兼见也。夫既阳明热病，曷[4]又为脉反浮紧？正因浮甚有力，热邪盛而致也。若不知者，以辛热汗之，耗其津液，必至躁妄昏昧；火劫温针，燥其阴血，必至惊扰无寐；下之而伤其阴，必至胃虚邪陷，心中懊憹；此皆误治所致，将何以救之乎？观舌苔滑者，则外邪尚在，以栀子解热，香豉去邪，是为合法。若渴欲饮水，口干舌燥，知热邪大伤津液，故以白虎汤解热；加人参者，以益元气也。若紧脉去而浮在，发热饮水，小便不利，则其热已入膀胱，故以猪苓消热除渴也。伤寒之小便不利，结于气分；热病之小便不利，由于血分。邪郁既深，耗液日久，故必以阿胶补血，滑石祛热，无取于白术也。

沈尧封曰：未经误治之时，本是白虎汤主治。

【注释】

[1]愦愦：意为烦闷、忧愁的样子。

[2]怵惕：恐惧警惕，惊恐。

[3]懊憹：烦闷不安。

[4]曷：为何，怎么。

【提要】本条引录《伤寒论》原文，论述阳明病误治伤阴的治法。

【精解】此条亦为三阳并病。脉浮而紧，表邪未罢，属太阳；咽燥口苦者，属少阳；发热汗出，不恶寒，反恶热，腹满而喘者，属阳明。汗、下、烧针，俱不可用。如误用之，变证由生。这些病变都是由于里热加剧，动膈扰心所致，以栀子豉汤治之。若渴欲饮水，小便不利者，是阳明热伤气分，津液耗伤，不得下通，用猪苓汤利小便，以泻下焦之热。

阳明病发于夏季，虽见"脉浮紧"，但切不可误为伤寒。邪伏少阴，阳明为从出之途，热邪亢盛，故脉浮而有力。若以温药，则阴液大伤，而成诸多变证。救误主以清热，兼以顾阴。

【原文】阳明病，汗出多而渴者，不可与猪苓汤，以汗多胃中燥。猪苓汤复利其小便故也。

周禹载曰：渴而小便不利，本当用猪苓汤，然汗多在所禁也。此与伤寒入腑，不令溲数同意。盖邪出阳明，已劫其津，汗出复多，更耗其液，津液几何，更可下夺耶？当以白虎加人参去其热，则小便之不利者，津回而自利矣。

【提要】本条引录《伤寒论》原文，论述阳明病汗多而渴的正治法。

【精解】猪苓汤证的口渴，虽说有阴虚里热的原因在，但主要原因还是水气不化，津液不能上布，所以用猪苓汤，水气一行则口渴自止。如果口渴是因为汗出量多，津伤太甚所致，猪苓汤不可用。

阳明病的基本病机是邪热郁结阳明，除大热外，尚有大渴等津伤之证。若此时汗出复多，导致津液进一步受损，当以猪苓汤育阴清热，严重者可以白虎加人参汤泄热救阴。

【原文】三阳合病，腹满身重，难以转侧，口不仁[1]而面垢[2]，谵语遗溺。发汗则谵语；下之则额上生汗[3]，手足逆冷。若自汗出者，白虎汤主之（王士雄按：发汗则谵语，下似脱一甚字）。

章虚谷曰：此条邪热更重，弥漫三阳，而致腹满身重，难以转侧。口不仁者，不知味也。由胃中浊壅熏蒸，故又面垢也。热甚神昏，则谵语遗溺。若未经误治，而自汗出者，主以白虎汤（王士雄按：仲淳云，宜加百合）。此倒装文法，谓非误发其汗之汗，故名自汗出（王士雄按：尤在泾云，若自汗出句，顶腹满身重四句来）。若误发其汗，而致谵语（王士雄按：白虎加人参汤或可救也）；或下之，额上生汗者，是绝汗也。手足逆冷，阳气将亡，即所谓再逆促命期，非白虎所可治也。

【注释】

[1]口不仁：口舌麻木，食不知味。

[2]面垢：面部如蒙尘垢。

[3]额上生汗：额头部汗出如油脂凝滞，汗珠似是有根而不易流动，故谓生汗。这是脱汗的特征。

【提要】本条引录《伤寒论》原文，论述邪热弥漫三阳的治法。

【精解】三阳合病，言太阳、阳明、少阳三经同时发病。然从临床表现看，以阳明热盛为主。阳明热盛气壅，故见腹满。邪热弥漫，三阳经气不利，故见身重，难以转侧。阳明经脉绕口、过面部，阳明之热循经上熏，则见口中麻木，食不知味，面色不泽，如蒙尘垢。胃热循经上扰心神，则见谵语。热盛神昏，膀胱失约，故见遗尿。若见自汗出，则为阳明热盛，迫津外泄之象。此以阳明热盛为主，治宜白虎汤辛寒清热。此证若误用辛温发汗，必更伤津液，而使胃家燥热益甚，谵语加重。因此证里未成实，若误用苦寒泻下，必伤伐无辜，使阴液竭于下，阳气无所依附而脱于上，故见额上汗出如油脂凝滞，汗珠似是有根而不易流动，以及手足厥冷之症。三阳合病，禁用汗下二法，其意自明。

邪热弥漫三阳，表现为汗出量多，热邪内炽，津液大伤。若以汗法，则不仅加重病情，更会变生他证，当以白虎汤泄其热，亦可加人参救其阴。

附注仲景暴感暑热证治各条

【原文】诒按：经云，凡病伤寒而成温者，先夏至日者为病温，后夏至日者为病暑；据此，则春之温，夏之暑，均是伏气所发而为病也。唯春时另有风温之邪，暴感而病，与伏气所发者，名同而实异。夏时亦有暑热之邪，暴感而病，与伏气所发者亦异。仲景恐与《内经》伏气之暑相浑，故《伤寒论》中，名曰暍病。而王叔和《伤寒例》，依《难经》伤寒有五而别之，谓冬时伏寒，至春变为温病，至夏变为热病。后来诸书，遂以伏气所发者，名为热病；而以暴感而病者，仍名曰暑病。以此暑病之名，既与伏邪之热病相浑，又与仲景之暍病牵涉。后人谓暍是阳邪，专指热言；暑为阴邪，兼湿热而言。殊不知寒往暑来，暑与寒，显相对待。古人曰暑、曰暍、曰热，皆属火气为病，不兼湿也。若湿热并至之病，《难经》名曰湿温，不名为暑。若谓暑必兼湿，则当夏亢旱之年，暑热偏盛，湿难必得。况湿之可兼者最多，诚以湿无定位，分旺四时，风湿寒湿，无不可兼；唯夏季之土为独盛，故热湿多于寒湿。然暑字从日，日为天气；湿字从土，土为地气；霄壤不同：虽可合而为病，究不可谓暑中原有湿也。愚诚恐相习沿误，易于淆浑，因将仲景书中，伏气发为温热诸条，详注于前；复将暴感暑热及湿温各条，分别附注于后；而另标之曰：暴感暑热，兼感湿温。庶几眉目清楚，读者不至淆乱云。

【提要】本条论述暴感与伏气的区别。

【精解】病温或者病暑，除对应季节而生病外，但凡因伤寒所引发的，根本原因是人体内有郁火（伏邪）。《黄帝内经》曰："藏于精者，春不病温。"说明了冬伤于寒，春必病温的根本原因。同时也强调，冬不藏精，夏亦病温。

春感风温、夏感暑热，感而即发。患者肾精充盛，肾阳有余，不避寒冷，虽然外伤于寒，其自身的阳气足以抵御，即使寒邪侵袭，也并不因被寒伤而生病。若是伤精导致春夏生病的，因冬季主收藏，所以阳热不能急发，寒越久，阳热陷的就越深，由此内部阳热日盛，阴日虚。如果寒日少，蓄热浅，那么阳火应春气而发就是温病；如果寒日多，郁热深，那么阴火应夏气而发就是病暑。

【原文】太阳中热者，暍是也，汗出恶寒，身热而渴，白虎加人参汤主之。

周禹载曰：冬月寒能伤人，则名中寒；夏月热亦能伤人，则名中热。此是外来之热，故曰中，与伏寒发为热病之热不同。而同用白虎者，则以所伤在气，则所主在金，所病在热，金病则母子俱病，故与伏气之在少阴，发出而由阳明者无异，要皆并主一汤。不因冬月之伏，与夏月之中，为二义也。亦不因伏气之渴，与今病之渴，为稍异也。方主人参白虎者，石膏功专清肺，退金中之火，是用为君；知母亦能就肺中泻火，滋水之源；人参生津液，益所伤之气而为臣；甘草、粳米补土以滋金，以为佐也。

徐洄溪曰：凡汗出多之病，无不恶寒者。以其恶寒汗出，而误认为寒，妄用热剂，则立危矣。

【提要】本条引录《金匮要略》原文，论述异病同治的机制。

【精解】夏季外感暑热之邪与邪伏少阴发为热病，均可导致阳明经受邪而表现为身热而渴，故以白虎加人参汤泄热救阴。至于"汗出恶寒"，非里寒（伏寒）所致，而是由于邪热内炽，大汗出，腠理开泄，外邪从玄府侵及肌腠所致，不可不知。

【医案举隅】

王某，男，36岁，1978年7月20日就诊。

［病史］患者酷夏烈日中作业，卒然昏不知人，高热气粗如喘，大汗而足冷，牙关紧闭，不抽搐，工友即予掐刺人中，15分钟后牙关紧闭已松，然高热不退，神志昏糊，不语，气息粗喘，汗出较多，口唇干燥，舌红、苔薄黄少津，脉数大而重按无力。

［诊断］此乃暑天炎热，在外作业，暑热内迫，燔灼阳明，闭窍耗液，正如《三时伏气外感篇》中云："夏令受热，昏迷若惊，此为暑厥，即热气闭塞

孔窍所致。"

[治法] 清暑泄热，益气生津。

[方药] 白虎加人参汤。西洋参10克，生石膏（先煎）80克，肥知母15克，粳米30克，甘草6克。水煎服。另灌服安宫牛黄丸1粒。

1剂后身凉、脉静、汗止、神清，然频欲饮水，原方再投1剂而愈。

张卉秋. 李鸿翔运用白虎加人参汤验案举隅 [J]. 浙江中医杂志，2001，（10）：452—453.

按语： 暑厥乃危候也。本例患者之症状显系暑热邪气内迫，燔灼阳明，闭窍耗液之证。证属暑厥无疑，热邪虽盛但气液已耗，此非白虎不足以撤其热、解其暑，非人参（西洋参）不足以养其元气、复其阴津，正如明代周慎斋《慎斋遗书·热暑燥》中所云："中暑者，动而得之，因天时太热，致伤肺气，非形体受病也，人参白虎汤主之。"李师正是禀承此旨，施以白虎加人参汤，加用安宫牛黄丸清热开窍，收效神捷。

【原文】伤寒脉浮滑，此表有热，里有寒，白虎汤主之。

方中行曰：世本作表有热，里有寒，必系传写之误。夫白虎本治热病、暑病之药，其性大寒，安得里有寒者可服之理。详本文脉浮滑，不但不紧而且见滑，乃阳气甚为郁蒸，此里有热也。里热甚，则格寒于外，多厥逆身凉，而为亢害之证，此表有寒也。观厥阴篇中：脉滑而厥者，里有热也。则知此表里二字为错误可知，当上下更易之。

诒按：此节经文，理不可通。王三阳以寒字作邪字解；魏念庭以里字作经络之里解；沈尧封以寒字为暍字之误；王梦隐引徐亚枝说，谓寒字当作痰字解。以上诸家，均系曲为之说：唯方氏之说，以表里二字互易，于义略近。

【提要】本条引录《伤寒论》原文，论述白虎汤治热证的机制。

【精解】对于本条，历来注家意见不一，其争论焦点在于对"表有热，里有寒"的解释，特别是关于"里有寒"的理解。以方测证，或从临床实践来看，白虎汤主治阳明里热炽盛，以阳明气分热邪充斥表里内外为病机特点。同时，本条在写法上详于脉而略于证。"脉浮滑"，不仅言其脉象，也是对病机的概括。脉滑主阳盛，气血充盈，兼见浮象，是气血外达，阳盛于表的表现，反映了阳热充盛，与表里俱热相合。文中不言其证，乃简略之笔，也反证了白虎汤证为表里有热。

【原文】伤寒脉滑而厥者，里有热也，白虎汤主之。

张路玉曰：滑，阳脉也，故其厥为阳厥。里热郁炽，所以其外反恶寒厥逆，往往有唇面爪甲俱青者，故宜白虎以清里而除热也。

【提要】本条引录《伤寒论》原文，再次论述白虎汤治热证的机制。

【精解】本条所论厥证，是由于邪热过盛，阳郁于里不能外达所致，故仍以白虎汤清解里热。

脉滑者，阳明之热传入厥阴也。其脉滑而四肢厥逆者，是因肝主疏泄，阳明传来之热郁于肝中，致肝失其所司而不能疏泄所致，热深厥亦深也。治以白虎汤清里除热，热消而厥自回。

【原文】伤寒无大热，口燥渴心烦，背微恶寒者，白虎加人参汤主之。

张兼善曰：白虎治烦渴燥热之重剂，表证未罢者，不宜早用。此条背微恶寒，后条时时恶风，皆表证也；特因其烦热已甚，非白虎不能退，故用之。

沈尧封曰：背恶寒是阳虚证，但此乃营卫气血之阴阳，非肾命水火之阴阳。此条燥渴心烦，晹热内炽，是白虎证，唯晹热伤耗胃气，致背微恶寒，故加人参补其卫。至若少阴病，口中和而背恶寒者，则卫阳与肾阳俱虚，故人参与附子同用，而两补之也。

吴鹤皋曰：背微恶寒者，其恶寒不甚也；既见燥渴，则白虎加人参，用无疑义。若恶寒而不燥渴者，则不可用也。按合下条参之，必有汗乃可用也。

【提要】本条引录《伤寒论》原文，论述白虎加人参汤治热证的机制。

【精解】白虎加人参汤证治疗热证，不仅能泄解炽盛之内热，而且能滋补耗伤之胃气（阴）。阳明经证出现"背微恶寒"，与太阳受邪出现此症的病机不同，亦与少阴病出现背恶寒的机制不一，临床辨证须详审之。

口渴一般滋阴、清热即可，为何用人参补气？即：阳气能化生阴津。中医学认为，凡口渴饮水不解的，根据阴阳互根理论，不但是阴伤，而且有气虚。气能生津，临床上，若阴津不足，运用滋阴不奏效，必须加补气之药，从根本上解决问题。

【原文】伤寒脉浮，发热无汗，其表不解者，不可与白虎汤；渴欲饮水，无表证者，白虎加人参汤主之。

沈尧封曰：此承上节，言烦渴、背恶寒，固当用白虎加参矣；但亦有暍而外，复伤风寒，亦能令恶寒发热脉浮。更当于有汗无汗上，辨表证之解不解，以定此方之可用否也。

【提要】 本条论述白虎汤的禁忌证和使用原则。

【精解】 脉浮是太阳纲脉，"伤寒脉浮"，则表未解，除发热无汗外，还应有恶寒，但是这里只提发热，是因为错误使用白虎汤往往是因为只看到发热。发热，是表热还是里热，是热结在里还是热郁于表，界限划不清，白虎汤用早了就会导致误治。所以这里提出，只要表证不解的，不可以用白虎汤。邪在表，阳气不宣，闭则发汗才能解。若邪在表用了白虎汤，导致脾胃虚寒，阳邪内陷，表邪困郁，则病情加重，所以发热脉浮不能用白虎汤。一定是热结于里，渴欲饮水，里热伤津，而且没有表证之发热恶寒、脉浮，才能用白虎汤。

【原文】 伤寒病，若吐下后，七八日不解，热结在里，表里俱热，时时恶风，大渴，舌上干燥而烦，欲饮水数升者，白虎加人参汤主之。

张路玉曰：此条表证，比前较重，何以亦用白虎加参耶？盖唯热结在里，所以表热不除：邪火内伏，所以恶风大渴，舌燥而烦，饮水不止；如此安得不以生津解热为急也。

沈亮辰曰：舌燥且干，谓视之无液也。然则温病之视审舌苔，以察津液，仲师已逗其倪矣。

【提要】 本条论述阳明热盛，耗伤气阴的证治。

【精解】 伤寒病在表，误用吐、下之法，致使疾病延至七八日不解。误吐使津液亡于上，误下又使津液亡于下，终致胃中津液匮乏，在表之邪得以乘机入里，致"热结在里"。邪热弥漫周身，充斥表里内外，且里热由内向外而发，因而形成"表里俱热"。热由里向外蒸腾，逼迫津液向外发泄，故必见汗出。热蒸汗出，则气随津泄，气阴两伤，表虚不固，因而"时时恶风"。热盛津伤，胃中干燥，故其人大渴。"欲饮水数升"，是形容渴饮之甚；"舌上干燥而烦"，是热盛津伤之甚，也为后世诊治温热病时通过察舌了解津液的变化奠定了基础。伤寒表不解，误治入里，阳明之邪热弥漫周身、充斥内外，致津液匮乏，气阴两伤，应以白虎加人参汤为治。方用白虎汤清热生津，加人参以补气生津止渴，使邪热得清，气阴得复，诸症即愈。

本条所论，既有伤寒表证不解，又有热结在里，从其证候来看，当急治标，以生津解热为首务。

【原文】 太阳中暍者，身热疼重，而脉微弱，此以夏月伤冷水，水行皮中所致也，一物瓜蒂汤主之。

皇甫士安曰：经云，脉盛身寒，得之伤寒；脉虚身热，得之伤暑。盖寒伤形而不伤气，故脉盛；热伤气而不伤形，故脉虚。王梦隐按：所云身寒者，虽发热而仍恶寒，不似暑热病之喜凉恶热也。

朱奉议曰：夏月发热恶寒，头痛，身体肢节痛重，其脉洪盛者，热病也。夏月自汗恶寒，身热而渴，其脉微弱者，中暑也。

王梦隐按：此注之热病，乃夏至后所发之伏邪，《内经》亦谓之暑病。中暑者，夏月外感之热病，亦曰中暍。病有内外之殊，脉有洪微之别。是微弱本暍脉，唯身重为湿候。后条虽亦身重，而口开齿燥，热炽已极，似当急与甘寒救液矣。

张路玉曰：此条是因热伤冷之病，乃中暍之变证也。喻氏谓无形之热伤肺，则用白虎加人参汤以救之；有形之湿伤肺，则用瓜蒂汤救之；各有所主也。

【提要】本条论述中暍的脉证与治疗。

【精解】夏季贪凉饮冷，或汗出入水，导致暑邪夹湿侵入太阳之表。暑为阳邪，性热而见身热，湿邪阻滞气血运行而见肢体沉重疼痛，暑伤气阴，故见脉微弱。治疗可予苦寒之瓜蒂散祛湿利水，水去而暑无所依，将不治而自解矣。

本条所论，是因热伤冷之病，属中暍之变证。究其原因，是因炎热而伤水湿，进而伤及肺金，"其高者，因而越之"，用瓜蒂汤救之。

疾病的发生有感受外邪与脏腑功能失调的不同，脉象亦有洪大与微弱的区别。如果脉象微弱，仅有身体沉重，则为湿邪致病。上条虽然也言身重，但伴有口开、牙齿枯燥等症状，是热毒炽盛所致，应急投甘寒之品以救阴。因此在临证诊治疾病时，应当仔细分析病机，把握疾病发生机制，治病求本。

【原文】太阳中暍者，发热恶寒，身重而疼痛，其脉弦细芤迟。小便已，洒洒然毛耸，手足逆冷，小有劳，身即热，口开，前板齿燥。若发汗，则恶寒甚；加温针，则发热甚；数下之，则淋甚。

成聊摄曰：病有在表者，有在里者，此则表里俱病者也。发热恶寒，身重疼痛者，表中暍也。脉弦细芤迟者，中暑脉象虚也。小便已洒洒然毛耸，手足逆冷者，太阳经气不足也。小有劳，身即热者，谓劳动其阳，而暍即发也。口开，前板齿燥者，里有热也。《内经》云：因于暑汗，烦则喘喝。口开，谓喘喝也。喘喝不止，故前板齿燥。若发汗以去表邪，则阳气外虚，故恶寒甚。若以温针助阳，则火热内攻，故发热甚。若下之以除里热，则内虚而膀胱燥，故淋甚。

王梦隐按：即前齿燥一端，已为热炽津枯之候。虽身重恶寒，岂可再投清暑益气、五苓、藿香正气等辛温燥烈以重劫其阴乎。东垣虚谷之言，误人不少。

又按：观汗火下三禁，则虽未立方，而甘凉撤热存津之当用，已不言而喻矣。赵氏、方氏拟用白虎加人参法，殆从三阳合病比例而出，似亦近理。

沈尧封曰：此条言精气素亏而中暍者。

【提要】本条论述中暍的证候及汗火下之禁。

【精解】前言中暍乃夏至后伏邪发作，加之感受暑热而为病，表现为表里俱热，热炽津枯，治疗当以泄热救阴为首务。若治以汗火下之法，则热势更盛，津液更伤。从临床实践来看，若是患者原本有精气素亏或气阴两虚，复感暑热之邪者，东垣之清暑益气汤可以投之。

附注仲景兼感湿温证治各条

【原文】太阳病，关节疼痛而烦，脉沉而细者，此名湿痹。其候小便不利，大便反快，但当利其小便。

沈尧封曰：伤寒既以头痛、胃实等项分六经，即以汗字判风寒，渴字认燥热，小便不利认湿气，纵横辨别，邪无遁形矣。学人当于此等处，着实留心。

【提要】本条论述湿邪在里（湿痹）的证治。

【精解】湿痹是指湿邪流注关节，闭阻筋脉气血，出现关节疼痛的病证。本条提出"治湿当利小便"的法则。古有"治湿不利小便，非其治也"之说，利小便，则湿（内湿）从小便而去，阳气通，外湿也得以祛除。

【原文】湿家之为病，一身尽疼，发热，身色如熏黄。

倪冲之曰：此湿家为病之总纲也。前条湿在关节而疼，故曰痹。此则一身尽疼而表有热，故成氏谓之在经。熏黄与橘子黄，同是湿热；彼以热胜者黄而明，此以湿胜者黄而晦，宜茵陈五苓散。王海藏以熏黄为阴黄，盖既湿胜，则次传寒中，小便自利者有之（王梦隐按：此由治病者，但清其热，不治其湿所致），宜术附汤。

沈尧封曰：丹溪云，如造曲然，湿热郁久则发黄也。

王梦隐曰：湿热发黄，名曰黄瘅，皆是暴病，故仲景以十八日为期。其余所因甚多：有谷疸，酒疸，女劳疸，黄疸，黄汗，及冷汗、便溏、气虚之阴黄，身面浮肿、睛白能餐、劳倦之弱黄，神志不足、猝受恐吓、胆气外泄之惊黄，肝木横肆、脾胃伤残、土败而黄色外越之萎黄；皆与暴病不同，不可概目为湿热病。

【提要】本条论述湿病发黄的证候。

【精解】平素多湿的患者，外受湿邪，卫气不通畅，表现为一身尽疼。如湿在外不解，内郁化热，湿热熏蒸，致身热发黄。

【原文】湿家，其人但头汗出，背强，欲得被复向火。若下之早则哕，胸满，小便不利；舌上如苔者，以丹田有热，胸中有寒，渴欲得水而不能饮，则口燥烦也。

王梦隐曰：胸中有寒之寒字，当作痰字解。胸中有痰，故舌上如苔。其津液为痰所阻，故口燥烦。而痰饮乃水之所凝结，故虽渴而不能饮也。

尤在泾曰：寒湿在表，阳气不得外通，而但上越，故头汗背强，欲得被复向火也。是宜用温药以通阳，不可用攻药以逐湿。乃反下之，则阳更被抑，而哕乃作矣。或上焦之阳不布而胸中满，或下焦之阳不化而小便不利，随所伤之上下而为病也。舌上如苔者，本非胃热，而舌上津液燥聚如苔之状，实非苔也。盖下后阳气陷于下，而寒湿聚于上，于是丹田有热而渴欲得水，胸中有寒而复不能饮，则口舌燥烦而津液乃聚耳。

【提要】本条论述湿病误下的变证。

【精解】湿热郁于里，郁蒸于上，抑或湿遏阳气不能达于表者，正治当为通阳泄湿，透热出表。若以下法（湿病误下），则会形成寒热错杂，上下内外交阻的病理变化。

【原文】湿家下之，额上汗出，微喘，小便利者死；若下利不止者，亦死。

尤在泾曰：湿病在表者宜汗，在里者宜利小便。苟非湿热蕴积成实，未可遽用下法。额汗出微喘，阳已离而上行；小便利，下利不止，阴复决而下走：阴阳离决，故死。一作小便不利者死，谓阳上浮而阴不下济也，亦通。

王梦隐曰：张石顽云，由此推之，虽额汗微喘，若大小便不利，则阴气未脱而阳之根犹在也。虽大小便利，而无额汗微喘，则阳气不越，阴之根犹在也。阴阳不至离决，尚可随其虚实而救之。至于下利不止，虽无喘汗阳脱之候亦死。又小便反闭，而额上汗出者谓之关。经云：关格不通，头无汗者可活。有汗者死。

【提要】本条再论湿病误下的变证。

【精解】上条所论为表阳实而里阳虚的误下，本条所论则为表里阳虚之误下，下之致阳气衰不能抗病。

"湿胜则阳微也"，湿重之人本身阳气就虚，医者再用寒凉泻下，更伤阳气，出现虚阳上越的情况，即"额上汗出"。湿家当小便不利，而今小便反利，说明阴液亦伤。阴阳两伤，则预后较差。若以寒凉之药泻下后，"下利不止"，乃体内失水严重，既亡阳又亡阴，阴阳两竭，预后不良。

【原文】问曰：风湿相搏，一身尽疼痛，法当汗出而解。值天阴雨不止，医云此可发汗，汗之病不愈者，何也？答曰：发其汗，汗大出者，但风气去，湿气在，是故不愈也。若治风湿者。发其汗，但微微似欲汗出者，风湿俱去也。

汪谢城云：古人即表汗，亦有节度如此；奈何今人动发其汗，且逼令其多耶？此与伤寒论桂枝汤后注，可以互参。

【提要】本条论述风湿在表的证治。

【精解】风性清扬，易于外出；湿性黏滞、缠绵。湿邪为阴邪，易于伤阳，如大汗之后，伤阳更甚，湿邪则更难于化。正确治法为"但微微似欲汗出"（既不大汗，又要持续小汗），使阳气内蒸，营卫畅，则风湿自去。

【原文】湿家病身疼痛，发热，面黄而喘，头晕鼻塞而烦，其脉大，自能饮食，腹中和无病，病在头中寒湿，故鼻塞，内药鼻中则愈。

章虚谷曰：此所谓雾露清邪，中于上也。三阳经脉，上头而行于身之表：头中寒湿，则表气不宣，故身疼发热。肺开窍于鼻，而行气于皮毛；邪从鼻入，湿遏其阳而上蒸则面黄，气闭则喘，气壅则头痛鼻塞而烦，皆肺气窒塞，不得下降，故脉反大，与湿中于下而在阴之脉沉细者，迥不同也。肺通喉，胃通咽；邪在肺，不在胃；故腹无病而自能饮食。头中寒湿故鼻塞，当用辛香苦泄之药纳鼻中，如近世之痧药（王梦隐用古法瓜蒂散嗅鼻出黄水），使肺气通达，其湿邪化水，从鼻中出则愈。

【提要】本条论述头中寒湿证及其证治。

【精解】内药鼻中，通窍除湿，此为因势利导之法。将祛寒化湿的药物纳入鼻中，可开宣上焦肺窍，肺窍畅通，肺气得利，则病邪可解。

【原文】伤寒瘀热在里，身必发黄，麻黄连轺赤小豆汤主之。

章虚谷曰：表邪未解，湿热内瘀则发黄。用麻黄解表，连轺、赤豆利肺气以清湿热。此以邪在经络，故从表解之。

王梦隐曰：夏月湿热发黄，表有风寒者，采用本方，以香薷易麻黄辄效（杨素园曰：香薷乃夏月之麻黄，换得恰当）。

【提要】本条论述湿热发黄兼有表证的证治。

【精解】伤寒之郁热与胃中之湿气互结，湿蒸如淖淖中之淤泥，水土黏泞而不分。经云："湿热相交，民多病瘅。盖以湿热胶着，壅积于胃，故云瘀热在里，必发黄也。"麻黄连翘赤小豆汤解表散邪，清热除湿退黄，能治表，利小便，解郁热，故以此主之。

【医案举隅】

患者，男，58岁，1998年7月21日就诊。

［病史］患者罹患过敏性鼻炎20余年，每日打喷嚏、流涕约1小时。1个月前无特殊诱因而喜食白膘肉，每日1.5千克左右，无头痛，无低热，无腹胀、腹痛，无泄泻，无恶心、呕吐，无乏力等症，经控制饮食等无效后，遂来就诊。刻诊：每日食白膘肉1.5千克左右，喷嚏，流清涕，纳差，便溏，舌淡，脉细。

［诊断］湿浊内蕴，肺失宣肃。

［治法］宣肺，利湿。

［方药］麻黄连翘赤小豆汤加减。麻黄6克，杏仁10克，连翘10克，薏苡仁15克，赤小豆30克，桑白皮10克，法半夏15克，白芷10克，细辛3克。

1剂后，周身疼痛，余无不适；3剂后，不欲食白膘肉，喷嚏、流清涕等症状减轻，前方继进；10剂后，诸症悉除。嘱常服金匮肾气丸以固其本。

1年后不幸遭遇车祸，伤及鼻部，但除外伤外，其余诸症未发，特登门致谢。

朱虹. 蒋家道临证运用麻黄连翘赤小豆汤经验［J］. 吉林中医药，2003，23（2）：6—7.

按语：《锦囊秘录》曰："脏各有神，凡酷嗜一物，皆其脏神所欲。斯脏之精气不足，则求助斯味以自救……老人精血亏，则嗜肉食。"年老之人，机体功能减退，自当多喜食肉类以益精血，但今患者嗜食而量多，滋腻之品易伤脾，脾不健运，致湿浊内停。而过敏性鼻炎，即经云之"鼻鼽"，鼻为肺窍，鼻鼽的病变根本当属肺。鼻鼽迁延数年，肺气受损，子病及母，必致脾的运化功能减退。因此，本病的发生当关乎肺脾两脏。故以麻黄连翘赤小豆汤表里宣通，泄湿除热，其病则愈。至于药后周身疼痛，乃仲景所言之"瞑眩"，为药中病所，非生他症，故以原方继予之。

【原文】 伤寒身黄发热者，栀子柏皮汤主之。

尤在泾曰：此热瘀而未实之证，热瘀故身黄，热未实，故发热而腹不满。栀子撤热于上，柏皮清热于下，而中未及实，故用甘草以和之。

沈尧封曰：栀柏汤清热利水，治湿热之主方也。程扶生以麻黄小豆汤为主方，不知麻黄小豆乃发汗之方，唯外兼风寒者宜之，栀柏汤为利小便之方，乃治湿热之正法。观论中但当利其小便句，则此理自明矣。

【提要】 本条论述湿热黄疸（热重于湿）的证治（清法）。

【精解】 本条所论为湿热内蕴，热重于湿，里无结滞，热而不实，故以黄柏之苦寒清脏腑结热，泄湿退黄；以苦寒之栀子清泄三焦而通调水道，使湿热从小便而出。全方共奏清泄里热，兼以祛湿之功。

【原文】 伤寒七八日，身黄如橘子色，小便不利，腹微满者，茵陈蒿汤主之。

尤在泾曰：此热结在里之证也。黄如橘子色者，色黄而明，为热黄也，若阴黄，则色黄而晦矣。热结在里，则小便不利而腹满，故宜茵陈蒿汤，以下热通瘀为主也。

【提要】 本条论述湿热黄疸（湿热俱盛）的证治（清法）。

【精解】 伤寒日久，外邪未尽，湿热内蕴，脾胃不运，膀胱气化不利，应治以清热利湿退黄之茵陈蒿汤。

【原文】 阳明病，发热汗出，为热越不能发黄也。但头汗出，身无汗，剂颈而还，小便不利，渴饮水浆者，此为瘀热在里，身必发黄。茵陈蒿汤主之。

尤在泾曰：热越，热随汗而外越也。热越则邪不蓄而散，安能发黄？若但头汗出，剂颈而还，则热不外达；小便不利，则热不下泄；而又渴饮水浆，则热之蓄于内者方炽，而湿之引于外者无已：湿与热合，瘀郁不解，则必蒸发为黄矣。茵陈蒿汤苦寒通泄，使病从小便出也。

【提要】本条论述湿热黄疸的形成原因及治法。

【精解】阳明病，发热、汗出，邪从汗解，不会发黄。若湿邪内郁，湿与热合，瘀郁不解，则发为黄疸。治以茵陈蒿汤苦寒通泄，使病从小便出也。

【医案举隅】

向某，男，37岁，1975年5月7日就诊。

[病史]患者1周前突感胃脘胀满，发热曾至38.5℃，服西药3天后热退，但巩膜及皮肤出现黄染，经某医院检验丙氨酸转氨酶（ALT）为800U，黄疸指数为70U，诊断为急性黄疸性肝炎。连日来胸闷，纳呆，腹胀，尿赤似浓茶，肝区不舒，舌苔白腻，脉弦细。

[方药]茵陈蒿汤加味。生大黄、山栀、大腹皮各9克，茵陈、田基黄、全瓜蒌各15克，大金钱草30克。7剂，每日1剂，水煎服。

二诊（5月15日）：药后ALT降到300U，诸症减轻，食欲增加。

[方药]原方加鲜茅根30克。

续服药14剂后，黄疸全退，黄疸指数为10U，ALT下降至30U，病愈。

戴克敏. 姜春华运用茵陈蒿汤的经验 [J]. 山西中医，2012，28（4）：4—5，11.

按语：姜春华指出："凡黄疸性肝炎初起时病机总以湿热为本，治疗以清热为主，利湿次之，因为清热有消炎解毒作用，利湿有通利小便、促进排除黄疸作用，利湿协助清热，不起治本作用。"明代吴又可论茵陈蒿汤，认为大黄为治疗黄疸之主药，遂改变茵陈蒿汤的分量，用大黄15克、山栀6克、茵陈3克。吴又可说："设去大黄而服山栀、茵陈，是忘本治标，鲜有效矣！或用茵陈、五苓，不唯不能退黄，小便间亦难利。"姜老提出："黄疸型肝炎以病毒为本，肝炎为标；肝炎为本，黄疸为标；黄疸为本，小便赤少为标。治疗当以解决病毒为本，治疗黄疸为标。所以茵陈蒿汤中，以大黄为主药是针对肝炎病毒为本。若以茵陈蒿为主药，是以利小便、退黄疸为本而言。若以利小便为本，治肝炎病毒为标，则是本末倒置矣！"本例为急性黄疸型肝炎。姜老用大黄配田基黄、全瓜蒌控制肝炎病毒，此为治本；以茵陈蒿配大金钱草、大腹皮、鲜茅根利水退黄疸，此为治标。标本兼治，取得了良好效果。

【原文】阳明病，面合赤色，不可攻之；攻之必发热色黄，小便不利也。

沈尧封曰：此寒邪外束之湿温证也，麻黄小豆汤是其主方。除却恶寒，即是栀柏汤证。更加腹微满，即是茵陈蒿证。

章虚谷曰：面赤者，热郁在经也，当以汗解。若攻之，伤其腑气，则经热反从内走，与水谷之气郁蒸发黄，三焦闭塞，小便不利也。

【提要】本条论述阳明经证不可下及下后发黄的变证。

【精解】阳明经脉布于面，面合赤色是热邪郁于阳明经而不得宣泄。邪在阳明经，里未成实，故"不可攻之"。若冒用攻下，必伤脾胃之气，脾虚不运则湿邪内生，邪热乘虚入里，与湿邪相互胶结，湿热熏蒸，则发热身黄，又影响三焦水道之疏通，湿邪不能下泄，则小便不利。

【原文】阳明病，无汗，小便不利，心中懊侬者，身必发黄。

章虚谷曰：此条虽未误下，而无汗小便不利，其邪热闭结而无出路，与胃中水液郁蒸，则必发黄矣。

【提要】本条从阳明病的伴随症状判断黄疸发生与否。

【精解】由上述诸条可以得知，阳明病发黄的成因主要是湿热郁蒸。无汗，则内在邪热不得外越；小便不利，则邪热、胃中湿浊不得从尿排泄。湿与热合，郁蒸不解而致心中懊侬，进一步发展则生肌肤发黄之变。

【原文】阳明病，被火，额上微汗出，小便不利者，必发黄。

喻嘉言曰：湿停热郁而误火之，则热邪愈炽，津液上奔，额有微汗，而周身之汗与小便，均不可得矣：发黄之变，安能免乎。

【提要】本条论述阳明病热疗后的变证。

【精解】阴阳病湿邪内停，热邪内郁、以热（火）法治疗后可助长阳明燥热，向外蒸腾。额上微汗出乃是热郁在内、小便不利表明阳明邪热无法发越，湿邪内停。热郁与湿相合，湿热熏蒸，故周身发黄。

辨正周禹载《温热暑疫》各条

【原文】凡病，伤寒最重，温热尤烈，伤寒仅在一时，温热暑疫每发三季，为时既久，病者益多。苟不明其源，则流不得而清也；不辨其类，则治不得其当也。夫温热暑疫，皆热证也。燎原之下，苟无清凉一滴，何以治之？人无今昔，性有异同。某也神酣往圣，志切琳琅，爰以一隙微明，静中索照焉。夫上古圣人，首重色脉，以营之已变未变，定人生死，片言已毕。

诒按：此指《素问·刺热篇》，太阳之脉色荣颧骨一节。

中古圣人，专论谷气盛衰，定人生死，片言已毕。

诒按：此指《素问·评热病篇》，热不为汗衰一节。

仲景，叔季圣人也。既立方论，复出不尽之藏纬，以膀胱之伤与绝，定人生死，先后合符，了无胜义矣。

诒按：此指《伤寒论》中，风温为病一节，有小便不利，直视失溲也等语。

乃仲景于《伤寒论》中，温热之法，森森俱载，黄芩白虎等汤，是其治也。学人苟能引申此义，便可变法无穷。乃不能细察其理，反执以为治伤寒之法；盖思本汤既无外解之功，又无内夺之力，圣人定法，果何取乎？

诒按：得此提醒，自应顽石点头。

自晋以来，疑鬼疑蜮，沿陋无已。如崔行文之解温，用白术、乌头、细辛、桔梗四味；更加附子，名老君神明散；更加萤火，名务成子萤火丸。热药相投，以火济火，谁其辨诸。

诒按：此必当时有寒疫流行，用此得效，因而相传也。

如仲景书，谓太阳病发热而渴，不恶寒者为温病；而朱肱《活人书》谓发热恶寒，头疼身痛，为温病，已显背圣训矣。其所立五方，如葳蕤汤、知母葛根汤、防己汤、栝蒌根汤、葛根龙胆汤，风火交炽，燔灼无休，复改圣散子，仍用附子。苏东坡在黄州时亦称其效，岂知朱肱已三易其方，用败毒散而远热药，然厥功难减厥罪。

诒按：败毒散，是通治三时感冒之方，仍非温热病药也。

吴氏谓伤寒坏病，更遇温热为温病。洁古老人，伤寒名家也，其子云岐以伤寒过经不解者为温病，指叔和之文为仲景之言。赵嗣真谓仲景云，重感异气，变为温病。汪机谓仲景云，遇温气为温病，遇温热为温毒。竟不顾圣经之载于方策者，何尝有此一语耶。

诒按：诸家不明伏气发温之理，而以温病为伤寒变证，故于温热源流，愈说愈远。

《巢氏病源》遵崔文行解散法：一日用摩膏火灸，二日用针解散，三日复汗之，四日用藜芦丸、瓜蒂散吐之，五、六日解。未了了者，复针之，七日热已入胃，鸡子汤下之，遂使庞安常自撰微言，一以和解为主，奉为灵宝，少移则蹶。巢庞二子，盲以引盲，贻误何极，李思训亦宗和解，王海藏称其当宋全盛，明哲莫逾，拟非其伦矣。

诒按：以上皆伤寒治法，后人遵之以治温热，贻误不少。

丹溪长于温热，善用凉药，温热遇之，自能解散，然非有真知灼见于其间也。东垣不善外感，长于内伤，乃从《内经》悟出冬温、春温二义，嘉言极口叹颂，而用药则未能丝丝入扣也。

诒按：丹溪、东垣所论，不过一隙微明，于温热病之治法，仍未能从源头悟彻也。

迨[1]刘河间着[2]《伤寒直格》，于热病每多入理深谈，然混在正伤寒中，在人眼光采择，不免金屑杂于泥沙者欤。

诒按：温热治法，自仲景以后，无一人得其门径，至河间始有清泄邪热之法，与仲景黄芩白虎之治，先后同符，惜其于疏邪化热诸法，犹未能随证变化，曲尽病情也。

至明季方中行着《伤寒条辨》，可谓直登仲景之堂，独开生面，惜其论温热，亦分阴分阳，治兼寒热，遂为嘉言所宗。

诒按：喻嘉言尚论温热，有刻意求深之弊，详论于后。

嗟乎！病名温热，自需寒凉，乃千百年来，盈庭聚讼，先后支吾，阳春寡和于汉庭，埙[3]箎[4]迭奏于晋室；良由来派不清，复无体认。不然，岂诸公各是名家，乃甘悖圣矩如是耶。

诒按：以上论温热病。

【注释】

［1］迨：等到。

［2］着：同"著"。

［3］埙（xūn 勋）：古代陶制的吹奏乐器。

［4］箎（chí 池）：本义指古时候一种用竹管制成的乐器。

【提要】本条论述伤寒与温热病的区别。

【精解】温热病与普通的外感病不同，不仅患者的病情较重，病程也较长。普通外感可能在很短时间内痊愈，而温热病则有可能流行较长时间，甚至持续数月。如果不及时截断传染源，或处理不当，则有可能出现大范围的流行，产生严重的不良后果。

仲景《伤寒论》虽详于寒略于温，但也给出了温热病的诊治方法及临证方药。但后世部分医家不求甚解，僵化原旨，以治伤寒之温热法治温热病，贻误多多，对温热病理论及临床诊治的发展产生羁绊。

【原文】若夫夏月暑证，即《金匮》中湿暍，气蒸之病也。洁古、东垣以动静分阴阳：动而得之为阳，用白虎，静而得之为阴，用大顺[1]冷香[2]诸剂。岂知夏月果果[3]炎威，有阳无阴，动静不甚相远；唯多食冰果冷物，及恣意房帏，致伤太阴少阴者，热药可以暂用，岂得视温热之味为通行之药乎。明计部张凤逵着《治暑全书》，深明理蕴，精确不磨，虽有小疵，不掩大德，诚可振聋聩于千古者也。

诒按：以上论暑病。春时温病，有伏气暴感两种之不同，夏月之热病亦然。《内经》云：凡病伤寒而成温者，先夏至日者为病温，后夏至日者为病暑。则暑病即伏气发于夏月之病名也。仲景恐与夏月暴感之病相混，故于暴感者另立暍病之名，以别于伏气所发之暑病，亦既苦心而为分明矣。洁古辈徒以阴阳动静断断致辨，而于伏气一层全未道及，舍本逐末，固无足论；张凤逵畅论暑病，独开生面，而其所论，亦只就暑病之暴感者言之。诚以温病中之伏气暴感，治法迥殊；暑病则无论暴感伏气，均可以白虎为主方，治法相同，则议论尤易混淆也。

【注释】

［1］大顺：即大顺散，由干姜、肉桂、杏仁、甘草组成，用于治疗冒暑伏热，引饮过多，脾胃受湿，水谷不分，清浊相干，阴阳气逆，霍乱吐泻。

［2］冷香：即冷香饮子，由草果仁、附子、橘红、炙甘草组成，用于治疗伏暑烦躁、引饮无度、恶心疲倦。

［3］杲杲：明亮的样子，形容日光明亮。

【提要】本条论述暑病的证治。

【精解】一般温病的伏温与新感，治法是不同的。暑病亦有新感与伏暑之别，虽然两者症状、治法相似，但发生机制截然不同，不可不知。

【原文】至王叔和云：四时不正之气，感则为疫。而大疫之沿门阖境，传染相同者，多在兵荒之后，尸浊秽气，充斥道路，人在气交，感之而病，气无所异，人病亦同。所以月令于孟春，掩骼埋胔[1]，不敢或后者，圣王早虑及此耳，非徒泽及枯骨也。后世治疫之法，未有定见。如嘉言上焦如雾，升逐解毒；中焦如沤，疏逐解毒；下焦如渎，决逐解毒。俟其营卫既通，乘势追拔，勿使潜滋暗长于未尽之时。此固不易之论。然求其反复尽义，直穷变态者，舍吴又可之言，别无依傍也。

诒按：以上论疫病。疫病有各种不同：如《素问》所言，五运之气偏胜，则郁伏而为五疫，此寻常之疫病也；其有兵荒之后，沿门阖户，长幼相似，朝发夕死，医药不及，此非常之疫病也。又可所论，似属寻常之疫病。前人称其所论，是五疫中之土疫，斯为切当。其所论病情治法，变化百出，有前人所未经道及，而与伏气所发之温热病相合者甚多；故于下卷证治各条，每采取而论列之。想又可当日，于伏气、疫气两证，未能分晰清楚，因误指伏气为疫病者，亦复不少：故其书中论治，虽称疫邪，而方治则每与伏气相合也。

【注释】

［1］胔（zì字）：腐烂的尸体。

【提要】本条论述疫病的证治。

【精解】疫病的发生为感受四时不正之气，吴又可明确提出"温疫之为病，非风、非寒、非暑、非湿，乃天地间别有一种戾气所感"，具有传染性强、症状相似等特点，并初步提出了疫病的治法。

辨正蒋问斋《医略·伏邪篇》

【原文】诒按：伏邪之名，从前未经道及。自蒋问斋[1]著《医略》十三篇，煌煌[2]然著伏邪之名，而伏温一病，始昭然大白于天下。惜乎其所撰伏邪篇，历引《内经》、仲景之文，既详且备；而羼[3]入吴又可募原之论，谓伏邪即与温疫同条共贯。殊不知温疫之邪，从口鼻吸受，所受者湿秽之邪，藏于募原，则发为寒热、痞闷、呕恶等证。伏温之邪，从经络内袭，所袭者风寒之邪，伏于少阴，发为寒热、身疼之候。病原见证，两者截然不同。蒋氏不能细加审别，而伏邪论中，每每将募原之说牵涉挽混，致学者转有多歧之惑。爰亟取蒋氏伏邪篇原文，为之逐条辨正，俾读者豁目爽心，而于伏邪疫邪，不至更相牵混。诒非好与前人辨难也，亦以病机所在，出入生死之间，不容稍有假借耳。

伏邪者，冬寒伏于募原之间，化热伤阴，表里分传，多为热证。以始得病，溲即浑浊，或黄或赤为据。

原注兰亭曰：小便乃州都气化，邪在表，无关于里，何至变色混浊；显是邪伏于中，化热伤阴之明验也。

诒按：暑秽之邪，从口鼻吸受者，由肺胃而伏于募原，至秋令凉气外束，则发为伏暑。冬寒之邪，从皮毛袭入者，由太阳而伏于少阴，至春令温气外达，则为伏温暑温两病。其病源见证，截然两途。吴又可所论温疫病源，都属暑秽之邪。蒋氏乃谓冬寒伏于募原，是将温暑两邪，混为一病。其认题既误，则立论自不能中的矣。

【注释】

[1]蒋问斋：即蒋宝素，字问斋，号帝书，清代江苏丹徒县人。著有《医略》81卷，后其稿散失数卷，仅存67卷刊世。嗣后，又选诊治有验者，辑《问斋医案》5卷，亦刊行于世。此外尚著有《伤寒表》1卷，《证治主方》1卷，《医林约法》1卷，均未见流传。

[2]煌煌：醒目。

[3]羼（chàn忏）：本义为群羊杂居，引申为掺杂。

【提要】本条论述伏邪与温疫的区别。

【精解】"伏邪"一词首见于蒋宝素所著《医略》，内涵甚广，之前从未论及。自蒋氏非常醒目地提出"伏邪"一词后，伏气温病才被世人了解。遗憾的是，虽然蒋氏在撰写伏邪时引用了《黄帝内经》《伤寒杂病论》的诸多条文，内容详尽，但参入了吴又可《温疫论》邪伏膜原的相关内容，认为伏邪与温疫同出一源，机制相通，脉络连贯。殊不知伏邪与温疫在病因、病位、感邪途径及临床表现等方面截然不同。后世亦不甚了了，仍将温疫与伏温、伏暑混为一谈，实则谬也。

柳氏明确指出，吴又可所论温疫病因属暑秽之邪，而蒋氏却认为是冬令寒邪伏于募原所致，是将温疫与暑温的发病原因混为一谈。

【原文】其见证，初起即溲赤而浑，神烦少寐，或洒洒振寒，蒸蒸发热，或但热不寒，或汗出热不退，或潮热往来，或寒热如疟，或头疼身痛，或狂躁谵语，或渴或不渴，或反欲热饮，或有汗或无汗，或汗不达下。

诒按：伏寒化热，由少阴而发，每有骨节烦疼，腰脊强痛之证，以肾主骨髓，腰脊又为太阳经所辖之地也。内热上蒸，则头作痛，慎勿误认为表证，而强与发汗也。邪已化热而反欲热饮者，中有痰浊弥漫，得热饮则开爽也。温病得汗，而热不达于下，甚或足冷不温，此由正虚而气不流通，或因邪重而气被郁，以后病必见重，务宜留心。

【提要】本条论述伏温的病证。

【精解】伏温随处可发，有在少阴太阴、少阳太阳之别，临证当详识病位、审辨病因，治疗方能效如桴鼓。

【原文】舌苔或白或黄，或灰或黑，或滑或涩，或生芒刺，或反无苔而色紫赤。

诒按：邪涉于胃，则舌上生苔。又可所论邪由募原而发，故始则苔如积粉。其邪化热，日渐加重，故苔亦由白而黄而灰而黑，日渐增重也。若伏温化热，由少阴而出，间有不涉于胃者，则舌色如常。无论不见灰黑之苔，即白黄之苔亦不甚厚。诚以热在阴经，其患不犯于胃，则胃中浊气无由上腾而结为苔也。此亦温暑两证之分别处，学人当细心领会。

大便或秘或溏，或下利臭水，或如败酱，或带瘀血。

诒按：伏温热养于里，必以大便通达，为热邪之出路。此与伤寒便溏为邪陷者，其论相反，而其理则一也。

或遇湿土司令，酿成湿温，则身痛异常，溲更浑浊，当与湿证门参治。然湿从土化，土无成位，湿无专证，但治伏邪为主，辅以温通治湿之意可也。

诒按：湿邪有外感时令之湿，亦有内伤久伏之湿，身痛亦有不因乎湿者，均当分别论治。至治法之或以湿邪为主，或以伏温为主，当视湿邪温邪之轻重，其见证之缓急，方可着手，不容豫设成见也。

【提要】本条从舌苔、大便论述伏温着于中焦的病证。

【精解】舌苔的形成与胃气有关，苔如积粉（积粉苔）即是秽浊湿邪与伏温热邪胶结而致。大便亦是如此。湿温病湿热夹食黏滞胃肠而见大便溏薄，用轻下之剂后大便仍溏者，说明湿邪未尽，需再连续用药，反复下之，直到大便成形为止。正如叶天士所言："湿温病大便溏为邪未尽，必大便硬，慎不可再攻也，以粪燥为无湿矣。"

【原文】其解或战汗自汗，躁汗狂汗，发斑发疹。

诒按：表气之郁，固由斑疹战汗而解。而欲求达表，必先里气畅行，则通腑一层，正伏温吃紧关头，不可遗漏也。

【提要】本条论述伏温着于中焦的证治。

【精解】伏温着于中焦，可发汗而解，通过畅通里气，使邪达于表，与表证发汗截然不同，乃是治疗伏温于中的关键。

【原文】其剧则或发痉，或神昏如醉，或苔黑起刺，唇齿焦枯，或鼻煤舌裂，或呃逆从少腹上冲，或摇头肢体振掉，或气急痰壅。

诒按：所叙诸剧证，皆热溃于阴。而燔及胃腑，或涉于手足厥阴之候，当分别施治，未可混列也。

其脉则忌紧涩细数，而喜和缓滑大。

诒按：温邪之脉，弦滑数大，此其常也。间有邪热郁遏，而脉见细数不畅者，有正气不充，而脉见细弱不数者，病必见重，医者宜留意焉。

【提要】本条论述伏温重症。

【精解】伏温着于中焦，久则热势愈盛，不仅燔及胃腑、灼伤胃阴，亦可伤及手足厥阴，表现为各种重症。医者在临证诊治伏邪温病时，务必处处留意。

【原文】其治或先用吴氏达原饮加减，从乎中治，然后或汗或下。如见三阳表证，则加羌葛柴胡之类；见三阴里证，则加硝黄之类。或先汗而后下，或先下而后汗；或汗而再汗，或下而再下；或但汗不下，或但下不汗；或养阴化邪，补泻兼施。毋为夹阴所惑，误服桂附则死。当察其证脉，表里虚实，老少强弱，风土寒暄，膏粱藜藿[1]，参合为治。善后则宜和胃养阴。

原注兰亭曰：夹阴二字，流俗相传，本无足据。若因房室致病，男子为夹阴，将女子为夹阳乎？真不值一笑也。病在三阴为阴证，小儿亦有之，与房室何与焉？况阴证乃正伤寒家事，伏邪疫邪均无阴证；即或有之，亦千百中之一耳。

诒按：伏气化温，从阴而达，法当助阴托邪。达原饮乃燥烈伤阴之品，唯暑湿在募原，舌苔浊腻者宜之。若施于伏温之病，则助热烁阴，岂堪尝试。盖由蒋氏误认又可所论之疫邪，谓即是伏温，而置《内经》《难经》所论于不问。

再按：吴氏所列治法，于表证多用温燥劫阴之剂，与伏气发温先伤阴分之病甚不相宜。至所论里证治法，都与伏温相合，可以取法不少。缘吴氏当日所见之证，仍属伏气居多；所论病情，亦多伏气之候。只以病源未澈，识见不真，复有暑湿之邪夹杂而发者，淆乱其间。故论中每有病情确属伏温，治法亦合，而立论皆以疫邪为名者，此则吴氏立说之卤莽也。

【注释】

[1] 膏粱藜藿：膏粱，泛指肥美的食物；藜藿，指粗劣的汤羹。膏粱藜藿，是指饮食调养。

【提要】 本条论述伏温的发病特点及证治。

【精解】 达原饮为明代吴又可（吴有性）所创，由槟榔、厚朴、草果、知母、芍药、黄芩、甘草组成。功在开达膜原，辟秽化浊。用于瘟疫邪伏膜原。吴又可指出，槟榔除岭南瘴气，厚朴破戾气，草果除伏邪，"三味协力直达其巢穴，使邪气溃败，速离膜原……以后四味，不过调和之品"，"草果治太阴独胜之寒，知母治阳明独胜之热"。现临床常以达原饮治湿热中阻，枢纽失职之证。伏温着于中焦，湿热胶结，故以达原饮治之，正合病机。由于伏温日久，灼伤胃阴，故以和胃养阴善其后。

达原饮乃燥烈伤阴之品，唯暑湿在募原方可用之。如用于伏温之病，则会进一步助生热邪而消灼阴液，乃误治之法。这主要是因蒋氏将吴又可的疫疠之邪即是伏温，未深究《黄帝内经》《难经》二者所言之内涵。

柳氏认为，吴又可所列治法，多用温燥劫阴之剂治表证，但用于伏气发为温病先伤阴分的疾病是不合适的。至于其所论述的里证治法，与伏温发病相似，故而可用的治疗方法较多。这是因为吴氏当时所见的病证，仍然是伏气温病居多，所论的病情也是伏温的证候，且吴氏对疾病溯源不清晰，所论述的伏气温病证候不全面，加之暑湿之邪夹杂其间而发病，所以认识缭乱。吴氏所论的病候中确有属于伏温者，治法也相符合，但其立论皆以疫疠为名，这就是吴氏立说的欠缺了。

【原文】汗不出，九味羌活汤、活人败毒散、柴葛解肌汤、小柴胡汤、吴氏达原饮加三阳表药，医话柴胡白虎汤之类。下则大小承气汤、调胃承气汤、桃仁承气汤、大柴胡汤、柴胡加芒硝汤、凉膈散、拔萃犀角地黄汤、吴氏达原饮加大黄，医话中承气汤、蒌贝二陈汤之类。养阴化邪，则犀角地黄汤、医话柴胡生地汤之类。补养兼施，则陶氏黄龙汤、医话大黄人参汤，或半夏泻心汤，或十味温胆汤之类。善后则医话归芍二陈汤加谷芽神曲之类。此其大略，神而明之，存乎其人。

诒按：所列诸方，粗浅杂凑。学人观其大略，原不能举以治病。其汗剂所列九味羌活及败毒解肌等方，燥烈劫阴，于温病尤非所宜，学人勿为其所误也。

【提要】本条论述温病汗不出的治疗方剂。

【精解】由于温热之邪易耗伤阴液，故治疗温热病当以顾阴、护阴为基本原则。

结合前文，本条所言"汗不出"当属湿邪郁遏肌表，不可以辛温发散之剂治之，否则阴液更伤，病情更为严重。

【原文】《黄帝内经·灵枢·邪气脏腑病形》篇曰：正邪之中人也微，先见于色，不知于身；若有若无，若亡若存；有形无形，莫知其情。

又《五变》篇曰：百病之始期也，必先生于风雨寒暑，循毫毛而入腠理，或复还，或留止。

《素问·生气通天论》曰：冬伤于寒，春必病温。

《八正神明论》曰：正邪者，身形若用力，汗出腠理开，逢虚风，其中人也微，故莫知其情，莫见其形。

《热论篇》曰：今夫热病者，皆伤寒之类也。

此《内经》诸篇，分明以正邪内伏，而后发为温病也。

诒按：以上《内经》各条，所论伏邪，亦既详且尽矣。何蒋氏尚牵涉募原之说，混而不分也。

【提要】本条论述伏邪的病因。

【精解】本条通过引述《黄帝内经》所言，强调伏邪的发生与感受六淫之邪有较大的关联性。

《灵枢·邪气脏腑病形》篇言虚邪侵袭人体，发病比较严重，患者表现为恶寒战栗。正邪侵袭人体，发病比较轻微，开始只在气色上略有所见，而在身体上是没有什么感觉的，就好像有病，又好像没有病，好像所感受的病邪早已消失，又好像仍存留在体内，同时可能有一些症状表现出来，但也有毫无形迹的，所以不容易明了病情。《灵枢·五变》篇也指出，任何疾病在开始的时候，都是由于风雨寒暑的变化所致，外邪循毫毛侵入腠理间，有的传变，有的留止不动。柳氏认为，《黄帝内经》的条文已经对伏邪温病作了全面详细的阐述，但蒋氏又将发病归结于募原学说，与伏邪混为一谈。

【原文】《六元正纪大论》曰：司天之气，气温草荣。民康之际，温厉大作，远近咸若，此其先有伏邪可知。

《难经》：温病之脉，行在诸经，不知何经之动。此经中有伏邪可知。《周礼》四时皆有厉疫。盖邪伏之深，亦可期年而发。

《吕览》[1]：《礼记》以非时之气为疫，即伏邪因感而发。

《史记》：齐中御府长信，冬时堕水濡衣，至春病热。此伏邪化热可证。

诒按：吕览一条，既以非时之气为疫，而又谓伏邪因感而发，是将疫邪伏邪牵合为一，蒋氏之病根在是矣。

【注释】

[1] 吕览：《吕氏春秋》的别称。秦相吕不韦使其门客各著所闻，集论而成。

【提要】本条论述伏邪的发病特点。

【精解】《六元正纪大论》指出，少阳相火司天之年，在气候及物候变化表现为气温草荣。在老百姓生活安康之际，突发瘟疫之病，远近各地都有病患，是因有伏邪郁于体内，伺机发作。《难经》亦言，温热病邪，随气而动，流行于诸经，随处可发，初不能指定发于何经，不能刻定见何种脉象，但经中一定有伏邪。《周礼》也说四时皆可有疫疠之病，说明伏邪之深，也可在体内潜藏一年，随时发病。

柳氏认为，伏邪的发病，当是肾精不足，外邪内伏，因感而发，与非时之气的疫疠有明显不同。

【原文】《金匮要略》：百合病，必待日数足而后解，是亦伏邪之类。

《伤寒论·平脉篇》直以伏邪为病名。

《伤寒例》以寒毒藏于肌肤，春变为温，夏变为暑。此以冬伤于寒，发为温病，本于经旨。

《太阳》篇：太阳病发热而渴，不恶寒，为温病。既不恶寒，邪非在表，而渴属内热，其为伏气显然。

《阳明》篇：诸下证，与伏邪入胃之意同。

《少阴》篇之自利，心下痛，《厥阴》篇之厥深热亦深，诸下证，亦与伏邪化热伤阴之意同。

诒按：伤寒既经化热以后，其证治法，与伏温大略相同。其不同者，在即起自内达外之时，则恰与伤寒为对待耳。

【提要】本条再论伏邪的发病特点。

【精解】本条通过引述《金匮要略》《伤寒论》及《伤寒例》的原文，论述伤寒郁而化热的病机特点，与伏温大致相同。不同之处在于：伏温之热是自内达外，而伤寒郁而化热是由外传内。

【原文】《太平御览》载曹植说，疫气致病，悉被褐[1]茹藿[2]之子，荆室蓬户[3]之人；若夫殿处鼎食之家，若是者鲜矣。此亦饥寒伤正，邪伏而后发也。巢元方以疫疠与时气温热相类，盖不知由于一气所伏，而有多寡轻重之分耳。《通鉴》唐纪：关中比岁饥馑，兵民率皆瘦黑。至麦始熟，市有醉人，当时以为嘉瑞。人乍饱食，死者五之一。此人饱食，非受风寒，盖有伏邪内动也。刘河间《宣明方》，治疫疠，不宜热药。解表而用白虎汤、凉膈散，明其有伏热在内也。

李东垣《辨惑论》载壬辰改元，京师戒严，受敌半月。解围之后。都人之不病者万无一二，既病而死者接踵不绝，将近百万。岂俱感风寒耶，盖伏邪所致耳。《丹溪心法附余》，附《伤寒直格·心要论》证治诸法，治伏邪甚善，当与吴氏《温疫论》互阅。

《丹溪心法》：温疫，众人一般病者是。治有三法：宜补，宜散，宜降。首用大黄、黄芩，先攻其里，亦因其内有伏邪也。

方约之谓温热之病，因外感内伤，触动郁火，自内而发之于外也。此明言邪伏于中也。元史耶律楚材用大黄治士卒病疫，亦足见其邪之伏于里也。

诒按：以上各条所论，均系疫证；而蒋氏引之，每条牵入伏邪。其实疫证中有专病疫者，有兼伏邪者，当随证审治。若将两证牵合立论，则不特伏邪之证治不清，并疫证亦茫无依据矣。

【注释】

［1］被褐：身穿短褐，指生活贫苦。

［2］茹藿：橡茹藿歠，以橡实为饭，豆叶为羹，比喻饮食之粗劣。

［3］荆室蓬户：用荆条搭建的房子，用蓬草做的门，形容居所简陋，家境贫寒。

【提要】本条论述疫病的发病特点。

【精解】疫疠的发生亦与人之精气盈亏有关。生活艰苦，饮食粗劣，脾胃虚弱，正气不足者，受邪内伏，外邪触动，感而发为疫病。前人在治疗疫疠多用凉药或攻下之剂时，就已经认识到疫疠是由伏邪（热）所致。

【原文】王履《溯洄集》：温病、热病，发于天令暄热之时，怫热自内而达于外。又云：世人治温热病，虽误攻其里，亦无大害；误发其表，变不可言，足以明其热之自内达外矣。张景岳以温疫本即伤寒，多发于春夏，必待日数足，然后得汗而解。此与《金匮》百合病之义同，皆有内伏之邪故也。吴又可《温疫论》治伏邪最切，而反以冬伤于寒，春必病温为非。是盖不知寒乃冬月之正邪，正邪之中人也微，先见于色，不知于身；若有若无，若亡若存；及身形若用力，汗出腠理开，逢虚风；谓正邪可伏而后发也。由是观之，伏邪所从来远矣。

诒按：《溯洄集》所论，确系伏气所发，其论病情最为确当。蒋氏以伏邪与温疫牵合，已属误认。张景岳乃为温疫本即伤寒，则误而又误。其谓必日数足而后能解，理亦不确。缘景岳于外感六淫病，其理路本未能清晰也。

吴又可专论温疫，遂将当时所见之病，无论其为伏温，为温疫，一概谓之疫邪。不责己之分辨不清，反疑《内经》冬伤于寒之语为不确。其才识粗疏，横肆武断，亦未免不自量矣。蒋氏既知所伏者为正邪，则所见高出于吴氏矣。何以篇中引用，仍以达原饮为主方。前后自相矛盾，吾所不解。

【提要】本条论述伏邪温病的发病。

【精解】王安道《医经溯洄集》指出，温病、热病均是伏邪发病，冬天感受寒邪，不立刻发病，寒邪潜伏在体内，郁而化热，到春季气候温暖，阳气升发，腠理开泄，体内的郁热从里向外发，发为温热病。王氏又从治疗学角度，反证伏温之热乃体内的郁热自内达外。临床辨证当厘清思路，不可"误而又误"。

【原文】然人之强弱不同，攻补有异。大法有三：攻邪为上策，扶正祛邪为中策，养阴固守为下策。盖邪扶于中，犹祸起萧墙之内，邪正交争，势不两立。正气无亏，直攻其邪，邪退而正自复也。若正气有亏，不任攻邪，权宜辅正，且战且守，胜负未可知也。若正气大亏，不能敌邪，唯有养阴一法，悉力固守，冀其邪分自解，不已危乎。是以正气不虚，伏邪虽重，治得其宜，可奏全捷；唯正虚可畏。不知者，反以攻邪为太峻，乐用平稳之方，致使邪分日进，正气日亏，正不胜邪，则轻者重，重者危，卒至不起；乃引为天数，岂不谬哉。

诒按：蒋氏此论，以攻邪为主，盖以邪退则正自复，去邪所以救阴也。吴鞠通《温病条辨》则专以养阴为主。阴气既充，则在表者，液足自能致汗；在里者，增水乃可行舟。阴旺则热自解，养阴即以泄热也。愚谓此两法，亦当随人而施。如偏于阴虚者，则养阴以泄热，吴氏之论为宜。偏于邪重者，则泄热以存阴，蒋氏之法为合。二者虽似相反，而实则相成也。

【提要】本条论述温疫病的治疗。

【精解】温疫病的治疗应根据热邪与阴伤的孰轻孰重，选择运用相应治法。文中所言上中下三策，非是指优劣，而是指顺序。早期邪气侵犯，正气未衰，以祛邪为主；中期正气虚，邪气盛，扶正祛邪同时并举；疾病后期，邪去正虚，阴液大伤，以扶正养阴为主。

辨正张石顽《伤寒绪论》温热各条

【原文】诒按：张路玉于正伤寒外，详列四时外感、类伤寒各病，并采辑各家之说，备著于篇，其论亦至悉矣。唯篇中于冬温、春温、温疫等证与温热病，未能寻源溯流，条分缕析，学人眩焉。兹录其有关于温热病者若干条，为之详加评论，俾读者不至为旧说所淆云。

伤寒者，冬时严寒，感冒杀厉之气而病也。交霜降节后，春分节前，病发头痛者，皆谓之正伤寒。其病有六经传变、合病、并病诸例，其治法以仲景《伤寒论》为圭臬。

诒按：正伤寒病，南方不多见，即间有之，亦鲜重证。凡外感病之重且险者，皆温热病也。

若两感于寒者，一日太阳与少阴合病，二日阳明与太阴俱病，三日少阳与厥阴俱病。至水浆不入，不知人事者，六日死。然伤寒病两感者亦少，唯温病热病居多。以温热从少阴发太阳，即是两感之证。所以守真特立凉膈、双解、白虎、承气等汤，以两解其表里之热毒也。

诒按：石顽每谓温病亦必由少阳而发，初起以柴胡为主方，而此处又谓少阴出太阳，可知其于温病，未能明辨其原，故论治亦无确见也。且两感证是外内合邪，温热病是由内达外，其外面见证虽同，而病之来源各异，本不可同日而语也。

【提要】本条论述伤寒的发病特点及温热病的病因。

【精解】张石顽论伤寒，从病因到发病较为全面，但对于冬温、春温、温疫等证与温热病的关系，未能循经溯源，令后学不明其旨。实际上，从病因、发病特点及临床表现来看，伤寒的发病多由感寒而发，若病程日久、症状严重，是伏邪化热也。

【原文】至冬令时，反有非节之暖，此属春时阳气发于冬时，未至而至[1]，即为不正之气。人感之而病者，名曰冬温。其证必心烦呕逆，咽痛，身热头疼，或咳嗽自汗，或头重面肿。但始咽痛，后必下利。以邪入少阴，其经上循喉，下入腹也。治以阳旦汤加桔梗、葳蕤。

诒按：此外感风温之邪，冬春间时有之。叶香岩所谓"温邪上受，首先犯肺"。吴鞠通所用平凉轻剂，银翘、桑菊之类，恰与此等证相合。盖此病必以清泄肺经为主也。如伤及阴分，则地、麦、元参，可随证加入，吴鞠通亦已言之。其所主阳旦汤有桂枝之温，必有恶寒、头项强痛之太阳证方合。如有此证，则非温邪伤肺之温病，而为伏寒内发之温病矣。总由经脉未清，故语多矛盾耳。

至春分节后，天令温暖，有人壮热为病者，乃温病也。经云：冬伤于寒，春必病温。仲景云：太阳病发热而渴，不恶寒者，为温病。盖以冬时伏气，随时令温热之气而发。但所发之因不同，有感非时暴寒而发者，有饥饱劳役而发者，有房室不慎而发者。所感之客邪既殊，则发出之经络亦异。所谓温病之脉，行在诸经，不知何经之动也，当随其经证而治之。

诒按：此数行，说温病源流俱彻，夫何间然。

【注释】

[1] 未至而至：第一个"至"指时令，第二个"至"指气候。

【提要】本条以冬温为例论述温病的病因及证治。

【精解】在冬季，如果气候反常，非其时而有其气，应寒反暖，则易形成风热病邪。如禀赋不足，脾肾两虚，正气虚弱，特别是肺之气阴亏虚或卫表不固，或起居不慎，寒温失调，则感受风热病邪，着而成病。

【原文】凡温病之发，必大渴烦扰，胁满口苦，不恶寒反恶热，脉气口反盛于人迎，明系伏邪自内达表，必先少阳经始。若因客寒而发者，宜小柴胡随所见经证加减。无客邪者，黄芩汤主之。病温病亦多传变并合，未有不及少阳者。如太阳少阳合病，黄芩汤；少阳阳明合病，承气汤；三阳合病，柴胡汤，或双解散加减。凡三阳表证，烦热口渴，俱宜黄芩汤之类，据此合病症治；则传变并病，可例推矣。

诒按：此节论温病证治颇合。唯谓伏邪外达，必由少阳，则囿于旧说，不切病情。且与上文温邪行诸经，不知何经之动，前后亦自相刺谬矣。

【提要】本条论述温病的脉因证治。

【精解】凡温热病，一定有口大渴、心烦躁扰不宁、胸满口苦、不恶寒反恶热、人迎脉盛于气口等表现，乃是因少阳之气太过所致。说明伏邪自内达表，必由少阳经开始。如果是感受外邪而发者，可以用小柴胡汤加减；如果没有感受外邪，可以用黄芩汤。罹患温病也有传变、并病、合病，但均累及少阳经。如：太阳少阳合病，黄芩汤主之；少阳阳明合病，承气汤主之；三阳合病，用柴胡汤或双解散加减。因此，凡三阳表证见烦热口渴者，均可用黄芩汤之类，治疗合病的病症。至于传变、并病，可依此类推。

柳氏认为，该条所言温病证治合乎临床，但言伏邪自内达表，必由少阳经开始，是拘泥于传统理论，不切合病情。且与上文"温邪行诸经，不知何经之动"前后矛盾。

【原文】凡治温病热病，无正发汗之理。盖其邪自内达外，无表证明矣。若果证显非时暴寒，恶寒头痛而脉紧者，亦不可纯用表药，宜栀豉汤或益元散加薄荷、葱、豉；重则凉膈散去硝、黄，加葱、豉，探吐取汗最妙。盖此怫郁之热，乘春温之气而发，虽有非时暴寒，只宜辛平之剂发散。

诒按：温邪初起，用葱、豉取汗最稳，不必探吐也。

凡下之前后，或将汗已汗，或下后余热不止，反大汗淋漓者，此实热虽去，而余邪未尽，可与小剂黄芩汤，或解毒汤调之。

诒按：若阴津不足之体，用清养胃阴之剂最妙。

若下后，渴虽减而饥欲得食者，此伏邪初散，阴火乘虚扰乱也。凡温热病下后多此，慎勿便与粥饮，得食则复。

诒按：近人不明此理，因此而致反复者甚多。

凡温病下后，热不退，下证尚在者，可再三下之，以热退为度。

诒按：伤寒病粪多坚栗，下之宜猛而重；一下之后，可以连下者甚少。温热病粪多黏黑如酱，下之宜缓而轻，下后停一、二日，垢热再聚，即当再下，有下至三四日始清者，不得谓已下者不宜再下也。

若下后，热不止，而脉涩咽痛，胸满多汗，此热伤血分也，葶苈苦酒汤探吐之。

诒按：热伤血分之证，当养血以化余热，如生地、元参、银花、犀角、洋参、竹茹之类，乃合病情。若葶苈、苦酒之法。决不可投。

【提要】本条论述温病的治法。

【精解】对于温病的治疗，应当依据病机，随证治之。以下法为例，①要注意顾护胃阴。②要防止病情反复，尤其是食复。③要把握下法的用度，不可拘泥。若叶天士所云："湿温病大便溏为邪未尽，必大便硬，慎不可再攻也，以粪燥为无湿矣。"④要兼顾对下法变证的诊治。

【原文】所谓交阳者，非阴寒交热而为阳也。乃怫热蓄之于里，郁极乃发，则交传而出于表之阳分，是谓交阳而后作汗也。或郁而不能出表，是否极不泰，即正气衰残，阴气先绝，阳气后竭而死矣。

夫欲汗而脉忽沉伏者，阳气并入于里故也。交阳而躁乱昏冒者，里热郁极，故神昏而躁扰也。凡战汗而不快，或战而不汗，此并之不甚，故虽战汗而病不去也。通宜三一承气汤[1]，或合黄连解毒汤下之，所以散怫热而开郁结也。凡战汗时，频与热姜汤，助其开发最佳，可免战不快而无汗之患。

诒按：姜性助热，不如茅根为佳。

【注释】

[1]三一承气汤：出自金代刘完素《黄帝素问宣明论方》，由大黄、芒

硝、枳实、厚朴、甘草、生姜组成，治伤寒、杂病、蓄热内甚、燥实坚燥之证。

【提要】 本条论述交阳的证治。

【精解】 交阳的本质乃是伏温，与阴阳交截然不同。因此在治疗时，仍以清解伏温（郁热）为基本原则。

【医案举隅】

患者，女，21 岁，1986 年 7 月 2 日初诊。

［病史］自述双眼红肿疼痛，畏光 5 日，生眵 3 日。诊见双眼睑红肿如桃，眵泪胶黏，睑结膜红赤（+++），白睛红赤（++），赤脉满布，高出黑睛，黑睛（−），小便黄赤，大便秘结，舌红赤，苔黄厚稍干，脉弦数。

［诊断］暴风客热（急性卡他性结膜炎）。

［治法］泻火解毒，消肿止痛。

［方药］三一承气汤加防风 1 剂。大黄 10 克（后下），芒硝 10 克（冲服），枳实 6 克，厚朴 6 克，甘草 8 克，防风 12 克，生姜 10 克。

服药后半日泻大便 4 次，双眼红肿疼痛顿减，眼眵消失，次日痊愈。

杨健. 三一承气汤治疗外障眼疾 60 例［J］. 天津中医，1988，（03）：32.

按语： 病变部位在肉轮、气轮，属脾肺二脏。患者平素过食辛辣，致热毒内伏，突受风邪侵袭，内热与外邪相搏，交蒸于目而成疾。故立法通脾泻肺疏风，使火热之邪自消。

【原文】 凡可下之症，或得下而汗即出者；或服药而怫郁顿开，先汗出而后利者；或利性但随汗泄，则气和而愈竟不利者；亦有战不快，交不通而死者；或不战而汗出者；或但战无汗而愈者。世俗不知，乃以恶寒战栗为阳虚阴胜，因而误治者多矣。

诒按：凡此病情疑似之际，死生反掌，均须用心。

凡温病发于三阴，脉微足冷者，多难治。

凡温病大热，脉反细小，手足逆冷者，死证也。

凡温病初起，大热神昏谵语，热甚脉小足冷，五六日而脉反躁急，呕吐昏沉，舌本焦黑，或失血躁热脉大，或痉瘛昏乱，或脉促结代沉小者，皆死。

温热病，大热不得汗者死；得汗后而反热，其脉躁盛者，亦死也。凡温热误汗之，狂言不能食，其脉躁盛者，皆不可治也。

诒按：此节所列温病不治之症，不外三种。邪气郁伏不达者，一也；

正虚不能托邪者，二也；阴气被烁涸者，三也。

【提要】本条论述温病危重证候。

【精解】柳氏所注，详列温病不治之证，着重强调对相似证的鉴别（鉴别诊断），不可轻视（均须用心），否则会出现严重后果。

【原文】夏至后，炎暑司令，相火用事。有发热身疼，不恶寒但恶热而大渴者，为热病。《伤寒例》云：凡伤寒而成温者，先夏至日为病温，后夏至日为病热。盖久伏之邪，随时令之暑热而发也。以邪非外来，故但恶热而不恶寒。热自内发，故口燥渴而引饮多。其邪既郁为热，不宜辛温发汗，不得复指为寒；而仲景仍以伤寒目之者，谓其初受病时，皆寒气郁伏所致耳。世言仲景无温热治法，试观太阳、阳明篇中黄芩、白虎等汤，岂治伤寒可用之药也。白虎为金神，非盛暑热病，内外热极者，不可用。气虚人用之，往往成结胸，甚至不救。故有立夏以前、处暑以后，不可妄用白虎之戒。夫伤寒之不可用黄芩、白虎，犹温病之不可用麻、桂、青龙也。即治温热，亦须无非时暴寒者方可用。

诒按：此节申明黄芩、白虎，仲景本为温热而设，非伤寒方也。唯节末一转，又设为黄芩、白虎之厉禁。于理未尝不是，特嫌其于热病正治法，未免喧宾夺主耳。

【提要】本条论述暑温的成因及治则。

【精解】夏至后，暑热之邪当令，相火为主导。有发热身体疼痛、不恶寒但恶热、口大渴者，为热病。《伤寒例》指出，凡是由伤寒而成温病者，先于夏至之前发病者为温病，夏至后发病者即为热病。此乃久伏之邪，随着时令变为暑热而发病。此邪非外感之邪，所以表现为但恶热不恶寒。热自内发，所以口渴多饮。其邪郁而化热，故不宜辛温发汗，亦不可再认为是寒邪致病。仲景之所以依然从伤寒角度论之，是因为疾病之初是寒邪郁伏。常有人言仲景无温热治法，但太阳病篇、阳明病篇中的黄芩汤、白虎汤，皆为清热之剂，怎么会是治疗伤寒的药物呢？白虎为辛凉重剂，非严重的暑温病，热邪充斥内外者不可用。若气虚患者用之，往往会致邪气结于胸中的病症，甚至导致严重后果。所以有立夏之前、处暑以后，不可妄用白虎剂之戒。伤寒病不可用黄芩汤、白虎汤，就如同温病不可用麻黄汤、桂枝汤、青龙汤等温药。即使是在治疗湿热病时，如果存在非时暴寒的病理因素，医者应当综合考虑这些因素，采取相应的治疗措施，取得最佳的临床功效，不能单纯以寒治热。

柳氏认为，此条申明，黄芩汤、白虎汤是仲景为温热病所设，非治伤寒的方药。

【原文】若温病七八日，或十余日，前邪未除，重感于寒，忽然寒热交作，交为温疟，方书以为坏证。按《伤寒例》云：脉阴阳俱盛，重感于寒，变为温疟。其证胸胁满，烦渴而呕，微恶寒者，治以小柴胡去参、半，加栝蒌根、石膏；无寒但热，其脉如平，骨节烦疼，时呕者，用白虎汤加桂枝。慎不可辛温发散，以助其虐。

诒按：前症烦渴微恶寒，宜白虎加桂枝；后症但热不寒，并不得加桂枝矣。

【提要】本条论述温病复感寒邪变为温疟的证治。

【精解】如果温病已发七八日，或者十余日，温热之邪尚未除尽，又感寒邪，导致寒热相交致病，则为温疟，古方书中认为此乃坏证。按照《伤寒例》所言，温病脉寸关尺实大有力，再度感受寒邪，变为温疟病，其证见胸胁满闷、心烦口渴、呕吐。如微恶寒，则以小柴胡汤去人参、半夏，加栝楼根、石膏；如无寒但热，脉如常人，骨节疼痛，时呕，用白虎汤加桂枝。慎不可辛温发汗，以助温热之邪。

【医案举隅】

燕某，男，39 岁，2019 年 11 月 19 日就诊。

［病史］患者发热恶寒，头痛（以左前额角一鸡卵大范围为显），口渴多饮 7 天，在当地治疗无效，并"疑为脑部肿瘤"。症见面赤气粗，以手按左前额，身有微汗，渴欲饮水，尿黄，舌质红苔薄黄而干，脉洪大而数。查体温 39.5℃。

［诊断］外感风寒，入里化热伤津而表邪未尽。

［治法］清热生津，兼解表邪。

［方药］予白虎加桂枝汤加味。麦冬、生石膏、知母各 30 克，炙甘草 10 克，粳米 20 克（大米代），桂枝 5 克。水煎服。

1 剂而热退，头痛消失，饮食如常，病告痊愈。

肖霞. 白虎加桂枝汤临床应用体会［J］. 实用中医药杂志，2020，36（8）：1098.

按语：白虎加桂枝汤为清泄里热，兼解表寒之剂。故凡外感风寒，邪热入里，里热炽盛，化燥伤津，而表邪未尽，热多寒少，见发热恶塞、头身疼痛、自汗出、口渴引饮、舌红少津、脉洪数者，均可用其加减治疗。其以清泄里热为主，若表寒较重或里热未盛者，则非所宜。

【原文】至《内经》所言，先热后寒之温疟，乃得之冬中于风，寒气藏于骨髓之中。至春阳气大发，邪气不能出。因遇大暑，脑髓烁，肌肉消，腠理发泄，或有所用力，邪气与汗并出。此病藏于肾，其先从内出之于外也。如是者，阴虚而阳盛，阳盛则热矣。衰则气复反入，反入则阳虚，阳虚则寒矣。故先热而后寒，名曰温疟。治宜人参白虎汤，或有客邪，则加桂枝；更以金匮肾气丸去附子，倍加桂枝作汤，渴则饮之。盖从肾出而大热，则其内先已如焚，故急以白虎退热。迨疟势外衰，复返于肾，而阴精与之相持，乃为寒。设不知壮水之主，以救其阴，十数发后，阴精竭矣。此伏邪自发之温病，与温病后重感于寒所变之温疟，名同而实异，然皆不越乎少阴一经，故详辨之，以破此异同之惑。

诒按：两证来源稍异，而救阴撤热，其治法大致相同。唯前证重感新寒，当随证参用疏邪之意，方为周密。

【提要】本条论述伏温与温疟的鉴别。

【精解】温疟之恶寒与感受寒邪之恶寒不同。温疟者阳盛则汗出，致腠理疏松，邪气从汗孔侵及机体，故而出现恶寒。

尽管伏温与温疟的病因不同，但均可因热邪导致阴液耗伤，故清热救阴的治疗原则相同。

辨正吴又可《温疫论》各条

【原文】诒按：吴氏所论温疫中后治法，大概与伏温相合。故后来张石顽、蒋问斋等治温热病，每每引用。唯方药粗悍，宜于藜藿壮实之体，而不宜于膏粱虚弱之人耳。所可议者，开手即谓温疫秽浊之邪，由口鼻吸受，藏于募原[1]而发。将伏气化温之病，概行抹杀。并疑《内经》"冬伤于寒，春必病温"之语为不足凭。试思募原之邪，专在气分，即使善于传变，亦何至有先里后表，但里不表，里而又里，如后面所称九传之变证哉！至所叙初起证情，以及舌苔脉象，大略是暑湿浊邪蒙蔽中焦之证，与疫疠恶毒之邪，沿门阖户，如霍乱烂喉捻颈等险恶之证，传染不已者，亦不相同。然则又可所指之温，既未得伏温之真谛，所论之疫，又未得疫证之全体，似无足取矣。然又可当明季兵荒洊[2]至之时，确有是病，以此治病，确乎有效，乃以其所阅历者著为此论。虽不免有粗疏之弊，亦岂容一概屏弃。况篇中所论应下失下，及下后诸变证，曲折详尽，多阐前人未发之秘，堪为临证圭臬者，正复不少。爰[3]采论中，与伏温相合者各条，附列于下，并分系于各篇之后而详论之。

【注释】

[1]募原：出自《素问·疟论》。募，也作"膜"。募原泛指膈间及肠胃之外脂膜的部位。

[2]洊：再，一次又一次

[3]爰：连词，于是

【提要】 本条论述《温疫论》治法的临床意义。

【精解】 柳氏认为，吴又可所论感受温疫后的治法，大体与伏气温病治法相同，后人张石顽、蒋问斋等治疗温疫，每每引用。然而这些方药作用强悍，只适用于体质强悍壮实之人，不适用于体质虚弱之人。有人一见温疫病即言温疫秽浊之邪，由口鼻而入，藏伏于膜原伺机而发，而将伏气化温之病，一概抹杀，置于不问，并对《黄帝内经》"冬伤于寒，春必病温"作为温疫病发病根据之说持怀疑态度。试想，伏于募原的邪气主要作用在气分，即使其善于传变，也不可能有先里后表、但里不表、里而又里等九传变证。其所论初起证情，以及舌苔脉象，大多是由于暑湿浊邪蒙蔽中焦所致，与疫疠毒邪，沿门阖户，皆相染易（如霍乱、烂喉痧、捻颈瘟等险恶之证）并不相同。吴又可所述温热之邪，未得伏温之真谛；所论及的疫疠之病，也没有对疫证有全面深入的认识。吴又可所处的明朝（代），因战争造成的饥荒及其他灾祸频繁发生，疫疠之病多发，用吴氏之法治疗疾病，确有疗效，因此吴氏根据其临证经验而立此论（《温疫论》）。其论不免有疏忽，但岂能全部摒弃！更何况篇中所论应下失下，及下后诸多变证，医理深刻，叙述详尽，阐述了前人未论及的医理，可称为是治疗疫疠的临证准则。

【原文】 温疫之邪，从口鼻而入，不在经络，舍于伏脊[1]之内，去表不远，附近于胃，乃表里之分界，是即《内经·疟论》所谓横连募原是也。凡人本气充满，邪不易入，适逢亏欠，因而乘之。感之浅者，待有所触而发；感之深者，中而即病。其始阳气郁伏，凛凛[2]恶寒，甚则四肢厥逆；既而阳气郁发，中外皆热，发即昏昏不爽，壮热自汗。此邪伏于募原，即使汗之，热不能解。必俟伏邪已溃，表气渐行于内，精元自内达表，此时表里相通，大汗淋漓，邪从外解，此名战汗，当即脉静身凉而愈。

诒按：从口鼻吸受者，必系暑湿秽浊之邪。其发也，心有痞闷、呕恶、嘈搅等募原达胃之见证。治之当用芳香开泄，如藿香正气之类。此不在经络，本非汗能解。若暴受风寒邪在经络者，其邪尚浅，一汗即解而不战也。若大寒大热，必战而得汗，乃能解热者，其邪必深且重。迨郁伏而发，邪正交争则战，正胜邪却则汗，此即属伏温见证。虽病情万变，不可执一，伏温之病：每有兼夹暑湿秽浊，或暴感风寒夹杂而发者：然医者必须逐层分别，认清来源，方可施治。吴氏于入手之初，叙述病情，不能分晰清楚，混称之曰温疫，致后人相沿遗误，不容不辨。

若伏邪未尽，必复发热。其热之久暂，视所感之轻重，要皆先寒后热。至伏邪发出，方显变证。

诒按：据此病机，合之下文表里九传，则所云伏邪，必非轻浅之邪，如募原所伏之秽浊矣。

其证或从外解，或从内陷，更有表里先后不同：有先表而后里者，有先里而后表者，有但表而不里者，有但里而不表者，有表而再表，有里而再里，有表胜于里者，有里胜于表者，有表里分传者。此为九传。

诒按：所列九传证情，变幻殊甚。然唯伏气化温，从少阴外达者，每每有之。邪机仅在募原者，未必如是也。

【注释】

［1］伏膂：即伏膂之脉，指隐伏在脊背筋肉之间的经脉。

［2］凛凛：指刺骨的寒冷。

【提要】本条论述邪伏膜原的证治。

【精解】疫疠之邪具有较强的致病性和感染性，多从口鼻侵及人体而致病。如机体正气充盛则不易发病；如机体正气不足，即可致病。

疫疠致病，邪伏膜原，一般汗法，邪不能解，必得仔细辨证，详析病因，方可收效，否则易出现九传证情。

【原文】疫邪初起，脉不浮不沉而数，昼夜皆热，日晡益甚，头疼身痛。不可用辛热药汗之，又未可下，宜用达原饮以透募原之邪为当。若见少阳、阳明、太阳证，随经加柴胡、葛根、羌活为引，以提其邪出阳分也。

诒按：若系暑湿浊邪，舌苔白腻者，用达原饮甚合。若伏温从少阴外达者，则达原饮一派辛燥，既不能从里透邪，而耗气劫津，非徒无益，而又害之矣。学人当细心体认，勿误用也。

邪之轻者，舌上白苔亦薄，脉亦不甚数，一二剂自解。如不得汗，邪气盘错于募原也，只以本方主之。感之重者，舌上苔如积粉，药后不从外解而反内陷，舌根先黄渐至中央，此邪渐入胃也。前方加大黄下之。

诒按：以舌苔之厚薄为病之轻重，是暑湿浊邪之的据。若伏温则尽有邪机极重，而舌苔如无病者。缘邪发于阴，未涉于胃故也。学者于此等处，细心分别，则伏温与疫邪异同之辨，自可了然矣。

【提要】本条论述达原饮的证治。

【精解】疫疠之邪，伏于膜原，汗之邪不解，又未见可下之证，宜以达原饮透达募原之邪。

【医案举隅】

患者，女，78岁，2020年2月3日上午初诊。

[病史] 低热反复10天，伴咳嗽5天。患者1月17日外出买菜，1月21日晚外出吃饭，1月25日开始出现发热，稍恶寒，伴咳嗽、咽干、咽痒，体温波动在37.5℃左右，2月2日起体温波动在38.5℃左右，血氧饱和度87%，发热上午轻，下午重；期间自行服用阿比多尔片（每次0.2克，每日3次）、盐酸莫西沙星片（每次0.4克，每日1次），用家用吸氧装置自行吸氧，效果不佳。刻下：体温38.6℃，精神差，但欲寐，咽干痛，咳嗽，气喘，动则为甚，不欲饮食，大便每日1次，便质稍溏，小便短少，色淡黄；舌红，苔黄厚腻，脉濡。辅助检查：白细胞计数 5.52×10^9/L，淋巴细胞绝对值 1.04×10^9/L，淋巴细胞百分比18.80%；超敏C反应蛋白45.4mg/L；新型冠状病毒核酸检测显示阳性；胸部CT示双肺大面积感染。

[诊断] 中医诊断：湿温；脾胃湿热证（湿热俱重）。西医诊断：新型冠状病毒肺炎。

[治法] 清热祛湿泄浊。

[方药] 予达原饮合麻黄连翘赤小豆汤加减。处方：麻黄6克，连翘20克，金银花30克，草果10克，槟榔20克，厚朴20克，藿香15克，佩兰10克，知母10克，桑白皮15克，葶苈子30克，牛蒡子10克，黄芩10克，黄连6克，贯众15克，白芍20克，赤小豆（碎）30克，滑石（包煎）30克。2剂，水煎服，每日1剂，早、中、晚分服。同时停用阿比多尔片等其他药物。

二诊（2020年2月5日）：2月3日中午服药1次，18：00体温37.4℃，自觉较前舒适、有力，2月4日晨起可下床行走，食纳转佳，18：00时体温36.8℃。目前精神可，咳嗽、喘息明显减轻，已无明显咽干痛及但欲寐症状，饮食较前改善，大便仍稀；舌淡红，苔白厚、表面稍黄。

[治法] 温中祛湿，兼以清热。

[方药] 予藿朴夏苓汤加减。藿香15克，厚朴20克，草果6克，槟榔

20克，法半夏15克，苦杏仁10克，淡豆豉6克，连翘15克，豆蔻15克，薏苡仁45克，猪苓20克，泽泻20克。2剂，煎服法同前。

三诊（2020年2月7日）：2剂药服完，精神佳，咳嗽、气喘及咽干痛症状已无，纳食可，二便调；舌苔较前变薄，予停药观察。

2020年2月21日回访及复查，患者诸症无反复，舌苔较薄，复查新型冠状病毒核酸检测为阴性；胸部CT与前对比，双肺炎症明显消散。遂告临床治愈。

丁瑞丛，龙清华，王平，等. 运用达原饮治疗新型冠状病毒肺炎的体会［J］. 中医杂志，2020，61（17）：1481—1484，1511.

按语：患者首诊时为湿热并重之证。湿热蕴于脾胃，相火不降，浮于外则发热，浮于上则咽干痛，苔黄腻；脾湿不运故见便溏、腹胀、乏力；水湿停肺，中枢不运，四维停滞，肺宣降失职，故见无汗、喘嗽。方中麻黄、连翘、金银花同用，辛凉开表；草果、槟榔、厚朴燥湿行气，直达脾胃，以溃湿热之邪；藿香、佩兰芳香化浊辟秽；发热多日，营血必然暗耗，上午热轻，下午热重，亦为阴伤之征，白芍、知母滋阴清热和血；桑白皮、葶苈子泻肺水，平喘嗽；牛蒡子解毒利咽，治疗咽干痛；黄连、黄柏、贯众清热解毒燥湿；滑石、赤小豆淡渗利水。全方辛散于上，温化于中，淡渗于下，以使玄府开而湿热消散，病邪速溃。二诊，患者体温正常后，舌苔仍白厚，舌面稍黄，中焦湿热仍然明显，此时变为湿重热轻之证，予藿朴夏苓汤加减以温中行气化湿，兼以清热，务使邪气尽除，病情恢复。

【原文】若脉长而洪数，大汗多渴，此邪气适离募原，欲表不表，白虎汤证也。如舌上纯黄色，兼见里证，此邪已入胃，承气汤证也。

诒按：白虎、承气，均是治热邪犯胃之重剂。凡无形之邪热，燔灼于胃者，用白虎；有形之垢热，结于胃腑者，用承气。此一定不易之法。乃以欲表不表，则当以导之出表为要，不当以白虎专清里热矣。

【提要】本条论述疫疬之邪外透膜原的证治。

【精解】疫疬之邪外透膜原，有有形之热与无形之热的区别，但均以导邪出表为要。

【原文】疫邪为病：有从战汗解者；有从自汗、盗汗解者；有无汗竟全归胃腑者；有自汗淋漓，热渴反甚，终得战汗而解者；有胃气壅遏，必下后始得战汗而解者；有汗解而里和，越三四日复发热者；有已发黄，因下而复热发斑者；有竟从发斑而愈者；有里证偏重，虽有斑仍非下不愈者。此虽传变不常，要皆意中事也。

诒按：所列病情传变，颇为详悉。但如汗解后，越日复热；发黄后，因下复热；发斑后，仍非下不愈；此等证情，伏温每每有之。若邪伏募原之湿温，未必尔也。

又有意外之变，如男子适逢使内[1]，邪热乘虚陷于下焦，气道不通，以致小便淋涩，少腹胀满，至夜发热。用导赤、五苓辈，分毫不效，与大承气一服，小便如注而愈者。

诒按：此邪热陷入肝肾之部，当从阴分导泄其热乃愈。导赤、五苓，固与证不合，即承气得效，亦不过得大黄泄热之力耳。其实方中之枳、朴、芒硝，与证情亦不相合也。

又有女子经水适来适断，以及失血崩带，心痛疝气，痰火喘哮等证，随时夹发者，此皆出于意外者也。大抵邪行如水，唯洼处受之，此喻最切要。至因新病而来旧病，但治新病而旧病自已也。

诒按：因新病牵动旧病，治当以新病为主，此定理也。但其中亦须审察轻重缓急，以定治法，未可执一论也。

然有大劳、大欲、大病、久病后发病者，此为四损。其正气先亏，每致邪气易陷，多不可救。

诒按：凡决温热病之生死，总以正气之强弱衡之。病邪虽重，而正气能支，尚可不死；有病邪虽轻，而正气不能支持，每每猝然蒙陷。不可不知。

【注释】

[1] 使内：即房中术。

【提要】本条论述瘟疫病的治疗要时刻顾及正气。

【精解】《黄帝内经》云："正气存内，邪不可干；邪之所凑，其气必虚。"疫疠本身即有强烈的致病性，倘若机体正气不足，更易发病。故治疗要时时虑及机体正气强弱与否，且正气对疾病预后也有较大的影响。

【原文】吴又可曰：疫邪一二日，舌上苔如积粉，早服达原饮一剂。午后舌色变黄，随见胸膈满痛，大渴烦扰，此伏邪已溃，毒传于里也。前方加大黄下之，烦热稍减。傍晚后加躁烦发热，通舌黑刺，鼻如烟煤，此邪毒最重。待瘀到胃，急接承气汤，抵暮大下，夜半热退，次早黄刺如失。一日有此三变，数日之法，一日行之。因其毒甚，故传变亦速，投剂不得不紧，设用缓法，必无及矣。

诒按：似此传变迅速，疫邪秽毒极重者多有之。若寻常伏气所发，未必若是之重且速也。

又曰：邪入胃者，非承气不愈。误投白虎，既无破结之能，反抑邪毒，致脉不行，反变细小。倘误认阳证阴脉，复不敢下，逡巡[1]死耳。当此急投小承气，庶可[2]挽回。

诒按：必有大热大渴，脉洪多汗，舌无厚浊苔，方为白虎的证。至脉变细小，仍投承气，亦须认清见证。若胃无垢热，承气岂可妄施。

又曰：疫邪初发，必在半表半里。至于传变，或表里分传。医执成见，必先解其表，此大谬也。尝见用大剂麻黄，一毫无汗，转加烦热。盖里气结滞，阳气不得宣达于表，即四肢未免微厥，安有津气蒸蒸而外达乎，必用承气通其腑。苟[3]里气一通，不待发散，多有自汗而解者。

诒按：所论虽属疫邪，而温热病热结于胃，津液不行而无汗者，其理与此正同。

【注释】

[1] 逡巡：有所顾虑而徘徊不前或退却，迟疑不决。

[2] 庶可：差不多可以。

[3] 苟：连词，相当于"假如""如果"。

【提要】本条论述瘟疫病应用下法的适应证。

【精解】瘟疫病邪伏膜原，当以透邪外出为法。若失治误治，邪入胃腑，即使无痞满燥结，也要应用承气汤通腑，引邪外出。

论温病与伤寒病情不同治法各异

【原文】冬月伤寒，邪由皮毛而入，从表入里，初见三阳经证，如太阳病，则头项强痛而恶寒之类。三阳不解，渐次传入三阴。其中有留于三阳，而不入三阴者；有结于胃腑，而不涉他经者；亦有不必假道三阳，而直中三阴者。凡此伤寒之症，初起悉系寒邪见象。迨发作之后，渐次化热内传，始有热象。故初起治法，必以通阳祛寒为主。及化热之后，始有泄热之法。此伤寒病之大较也。若夫温病，乃冬时寒邪，伏于少阴。迨春夏阳气内动，伏邪化而为热，由少阴而外出。如邪出太阳，亦见太阳经证，其头项强痛等象，亦与伤寒同。但伤寒里无郁热，故恶寒不渴，溲清无内热。温邪则标见于外，而热郁于内，虽外有表证，而里热先盛；口渴溲黄、尺肤热、骨节疼，种种内热之象，皆非伤寒所有。其见阳明、少阳，见证亦然。初起治法，即以清泄里热，导邪外达为主。与伤寒用药，一温一凉，却为对待。盖感寒随时即发，则为伤寒，其病由表而渐传入里，寒邪郁久，化热而发，则为温病，其病由里而郁蒸外达。伤寒初起，决无里热见证；温邪初起，无不见里热之证。此伤寒、温病分证用药之大关键。临证时能从此推想，自然头头是道矣。

【**提要**】本条论述伤寒与温病在病因证治等方面的不同。

【**精解**】

1. 伤寒与温病的发生原因各不相同　文中提出，伤寒的发生是由于感受冬月寒邪，邪从皮毛而入，后按六经传变而病情逐步发展。对于温病的发生，柳氏提出是"冬时寒邪，伏于少阴。迨春夏阳气内动，伏邪化而为热，由少阴而外出"。显然，这里所说的温病实际上是指伏气温病而言，其发生的原始病因仍是寒邪。与伤寒不同之处是，到春夏时，寒邪已化热，从少阴向外发。这一认识不仅与《黄帝内经》所说的"藏于精者，春不病温"理论相合，又可以解释为什么部分温病在初发时即见到里热症状。这就是历代医家所强调伏寒化温，邪自里发的伏气学说。伏气理论的提出，主要是为了说明某些温病的发生原因，是伏气学说在发病学方面的一个重要学术观点。对于邪伏之处，柳氏提出邪伏在少阴，是根据"藏于精者，春不病温"，认为少阴肾不能藏精，寒邪即易伏，即"至虚之地，即是容邪之处"。

尽管伏气学说对于阐述某些临床现象有一定的作用，但从围绕伏气学说的争论来看，其自身的不足也是显而易见的。如前文所述之暑温，古人也曾把其作为伏气温病者，即冬日感寒，到夏化热而内发，即"后夏至日者为病暑"，但许多医家提出暑邪具有"发自阳明"的特性，所以其侵犯人体可以直接造成阳明热盛证。这是把暑温作为一种新感温病来认识，较为符合实际。

2. 伤寒与温病的临床症状有所不同　伤寒与温病主要的、根本的区别在于临床表现的不同。柳氏强调，伤寒初起"悉系寒邪见象"，即有的表现为表寒证，也有因寒邪直中三阴而见里寒证，其后才逐渐化热内传，出现里热表现。而温病（伏气温病）初起时，虽也可见表证，但因内有郁热，所以必定还有里热表现，如口渴、溲黄、尺肌热、骨节痛等。伤寒与温病是外感热病的两大类疾病，它们在初起的表现上必然有明显的界线。一般说来，伤寒初起见表寒证（少数表现为里寒证）而无里热表现，温病初起即有表热或里热的表现。柳氏在原文中提出："温邪初起，无不见里热之证。"这对部分温病，主要是伏气温病是适用的，但另外有一部分温病，特别是新感温病，初起时并不一定要见里热证，所以对柳氏之说要作具体分析。

此外，伤寒与温病在病变发展过程中的表现也有所不同：伤寒因感受的是寒邪，所以易伤人体的阳气，而温病则易伤人体的阴液；在疾病后期，伤寒多表现为虚寒证，而温病多表现为虚热证等。这些都是伤寒与温病的不同之处。

3. 伤寒与温病的治法不同　基于对伤寒和温病发生原因和临床表现不同的认识，柳氏明确提出了二者治法，特别是初起阶段治法的不同。伤寒初起的治法以"通阳祛寒"为主，而温病初起即以"清泄里热，导邪外达"为主。其根本区别在于"一温一凉"。从温病全过程来看，不仅在初起时治疗有所不同，在病变过程中，伤寒重视顾护阳气，温病则重视顾护阴液，也是一个重要的区别。

论伏气发温与暴感风温病原不同治法各异

【原文】冬时伏邪，郁伏至春夏，阳气内动，化热外达，此伏气所发之温病也。《内经》云：冬伤于寒，春必病温。又云：凡病伤寒而成温者，先夏至日为病温，后夏至日为病暑。《难经》云：伤寒有五，有温病，有热病。《伤寒论》云：太阳病，发热而渴，不恶寒者为温病。凡此皆指伏邪所发之温病言也。另有一种风温之邪，当春夏间感受温风，邪郁于肺，咳嗽发热，甚则发为痧疹。《内经》所谓"风淫于内治以辛凉"，叶氏《温热论》所谓"温邪上受首先犯肺"者，皆指此一种暴感风温而言也。伏气由内而发，治之者以清泄里热为主；其见证至繁且杂，须兼视六经形证，乃可随机立法。暴感风温，其邪专在于肺，以辛凉清散为主；热重者，兼用甘寒清化。其病与伏温病之表里出入，路径各殊；其治法之轻重深浅，亦属迥异。近人专宗叶氏，将伏气发温之病，置而不讲。每遇温邪，无论暴感伏气，概用叶氏辛凉轻浅之法，银翘、桑菊，随手立方；医家病家，取其简便，无不乐从。设有以伏气之说进者，彼且视为异说，茫然不知伏气为何病。嗟乎！伏温是外感中常有之病，南方尤多，非怪证也。其病载在《内经》《难经》《伤寒论》诸书，非异说也。临证者，竟至茫然莫辨，门径全无，医事尚堪问哉！

【提要】本条论述伏气温病和新感温病发生原因、临床表现和治法的不同。

【精解】文中所说的伏气发温是指伏气温病，而暴感风温实际上是新感温病的代表，因而以下的论述可作为新感温病和伏气温病的证治比较。

1. 新感温病和伏气温病发生原因不同 柳氏提出，温病可分新感和伏气两大类：新感温病的代表即是风温，系感受春夏间的"温风"，邪犯于肺而致的一类温病，这类温病与现代所说的风温病基本相同，但其范围要比风温广泛；伏气温病即前节所论的因伏寒化温而引起的温病，又称伏温，或称伏气温病。虽然二者都是温病，但柳氏提出，其所感受的病邪不同，一为冬季的寒邪，一为春夏季的温邪。对于温病中初起见表热证或里热证者，以感受病邪的性质一属温、一属寒来分析，有勉强之处，仅供参考。

2. 新感温病和伏气温病证治的不同 因伏气温病初起即有里热表现，所以其初起的治疗即以"清泄里热"为主。而新感温病，如风温，是因邪犯于肺所致，所以初起治疗以辛凉清散为主，即《黄帝内经》中说的"风淫于内，治以辛凉"。如新感温病进一步发展而里热已重时，可兼用甘寒清化。这也可以作为新感温病和伏气温病初起治法的主要不同点。柳氏强调，伏气温病的治疗因"其证至繁且杂，须兼视六经形证，乃可随机立法"，所以二者的治法"轻重深浅，亦属迥异"。如王孟英在《温热经纬》中所言，伏气温病"正如抽蕉剥茧，层出不穷，不比外感温邪，由卫及气，自营而血也"。但新感温病和伏气温病的治疗并不是绝对不同的，特别是在新感温病发展到里热炽盛时，清泄里热法也是常用的，并非像柳氏所说的只用甘寒清化之法。如邪已传入营分、血分，则新感温病和伏气温病在治疗方面基本上就没有什么区别了。以上即是新感温病与伏气温病在治疗上的联系、共通之处。

论伏邪外发须辨六经形证

【原文】《伤寒绪论》[1]曰：初发病时，头项痛，腰脊强，恶寒，足太阳也；发热面赤、恶风，手太阳也；目疼、鼻干、不得卧，足阳明也；蒸热而渴，手阳明也；胸胁满痛、口苦，足少阳也；耳聋，及病寒热往来，手少阳也；腹满、自利而吐，足太阴也；口干、津不到咽，手太阴也；脉沉细、口燥渴，足少阴也；舌干、不得卧，手太阴也；耳聋、囊缩、不知人事，足厥阴也；烦满、厥逆，手厥阴也。

《医略》[2]曰：太阳之脉上连风府，循腰脊，故头项痛，腰脊强；阳明之脉，夹鼻络于目，故身热，目疼，鼻干，不得卧；少阳之脉，循胁，络于耳，故胸胁痛而耳聋；太阴脉布胃中，络于嗌，故腹满而嗌干；少阴脉贯肾，络于肺，系舌本，故口燥舌干而渴；厥阴脉循阴器，而络于肝，故烦满而囊缩。凡外感病，无论暴感伏气，或由外而入内，则由三阳而传入三阴；或由内而达外，则由三阴而外出三阳。六经各有见证，即各有界限可凭。治病者指其见证，即可知其病之浅深。问其前见何证，今见何证，即可知病之传变。伤寒如此，温病何独不然。

《素问·热病论》、仲景《伤寒论》均以此立法，圣人复起，莫此易也。

近贤叶氏，始有伤寒分六经，温病分三焦之论，谓出河间。其实温热病之法，至河间始详；至温病分三焦之论，河间并无此说，其书具在，可复按也。厥后吴鞠通著《温病条辨》，遂专主三焦，废六经而不论。殊不知人身经络，有内外浅深之别，而不欲使上下之截然不通也。其上焦篇提纲云：凡温病者，始于上焦，在手太阴。试观温邪初发者，其果悉见上焦肺经之见证乎，即或见上焦之证，其果中下焦能丝毫无病乎？鞠通苟虚心诊视，应亦自知其说之不可通矣。况伤寒温热，为病不同，而六经之见证则同；用药不同，而六经之立法则同。治温病者，乌可舍六经而不讲者哉。

附录医悟

表证：发热、恶寒、身痛、四肢拘急、喘。

太阳经证：头痛、项脊强、脉浮、脉伏。

阳明经证：目痛、鼻干、唇焦、漱水不欲咽、尺寸俱长。

少阳经证：耳聋、胸满、胁痛、目眩、口苦、苔滑、脉弦。

半表里证：呕吐、寒热往来、头汗、盗汗。

太阴经证：腹微满、脉沉实、自利。

少阴经证：口燥咽干而渴、咽痛、下利清水、目不明。

厥阴经证：少腹满、囊缩、舌卷、厥逆、消渴。

太阳腑证：口渴、溺赤。

阳明腑证：潮热、谵语、狂乱、不得眠、自汗、手足汗、便闭。

【注释】

［1］《伤寒绪论》：清代张璐（字石顽）著，计2卷。

［2］《医略》：清代蒋宝素著，原书有87卷，后选辑其中六淫门13卷编成《医略十三篇》。

【提要】本条论述六经辨证在温病辨证中的重要意义。

【精解】

1. 温病初起时可有六经见证 "凡外感病，无论暴感伏气，或由外而入内，则由三阳而传入三阴；或由内而达外，则由三阴而外出三阳。六经各有见证，即各有界限可凭。"柳氏提出温病在初起时亦有六经见证，可见六经辨证的理论和方法在温病辨证中也有运用。温病初起时，如邪在足太阳经，可见头项痛、腰脊强、恶寒；邪在手太阳经，可见发热面赤、恶风；邪在足阳明经，可见目疼、鼻干、不得卧；邪在手阳明经，可见蒸热而渴；邪在足少阳经，可见胸胁满痛、口苦；邪在手少阳经，可见耳聋，及病寒热往来；邪在足太阴经，可见腹满、自利而吐；邪在手太阴经，可见口干，津不到咽；邪在足少阴经，可见脉沉细、口燥渴；邪在手少阴经，可见舌干、不得卧；邪在足厥阴经，可见耳聋、囊缩、不知人事；邪在手厥阴经，可见烦满、厥逆。但应注意的是，这些六经见证是"伏邪外发"时的表现，都是温病初起时的症状表现。文中提出，这些六经见证的临床表现是直接引用《伤寒绪论》，实际上是从《素问·热病论》六经辨证内容发展而来。《黄帝内经》所述的这些症状是热性病过程中，邪热影响到六经而出现的，与《伤寒论》中邪传六经，影响到六经所属的脏腑、经络而产生的病变有所不同，也就是文中所说的六经见证并不意味着病邪已传入与六经相应的脏腑。所以，柳氏所说的六经见证与《伤寒论》的六经辨证在内容上是有所不同的。

2. 关于六经辨证和三焦辨证　柳氏在文中对温病的三焦辨证理论提出了批评，其原意是为了强调温病亦应进行六经辨证。但需要注意以下三点。

（1）关于温病分三焦。"伤寒分六经，温病分三焦"之论，出自叶天士《临证指南医案·温热》，原文是"仲景伤寒先分六经，河间温热须究三焦"。柳氏提出刘河间并无三焦辨证之说，查刘河间的原文，确无明确提出三焦辨证，但刘氏提出"六经传受，皆是热证""六气皆从火热而化"等观点，强调对外感温热病的治疗主以寒凉，对温病的治疗开辟了新的路径，作出了重大贡献。至于三焦辨证，实际上在《金匮要略》中就已提出，邪热所在部位可以用三焦进行分类，即"热在上焦者，因咳为肺痿；热在中焦者，则为坚；热在下焦者，则尿血，亦令淋秘不通"。

（2）温病学家并未废六经而不论。自叶天士到吴鞠通，虽强调三焦辨证，但并未如柳氏所说，废六经而不论。如在《温热论》中就有邪在少阳、邪在阳明等证治，在医案中运用六经辨证更是屡见不鲜。事实上，温病学说是从伤寒学说发展而来的，不可能完全摒弃六经理论，更不会与伤寒学说相对立。当然，也不排除有少数医家片面拘泥于叶天士的"温邪上受，首先犯肺"之说，对温病的多样性缺少认识，更不能正确辨证，一见温病，只知辛凉一法，对此也是应该注意的。

（3）吴鞠通《温病条辨》中关于三焦辨证之说确有不当之处。该书所说"凡病温者，始于上焦，在手太阴"，只适用于风温、秋燥等部分温病，并不能概括所有温病的发病特点，以此作为温病的提纲，自然有失全面。所以不论六经辨证还是三焦辨证，都是对临床证候的大体分类归纳，而人体各脏腑经络之间都是密切联系的，不能将一脏、一腑、一经的病变与他脏、他腑、他经绝对割裂。

论温病初发脉象舌苔本无一定

【原文】 温病之脉，前人谓右脉反大于左，此指邪热之达于肺、胃者言也。尝有伏温初发，其邪热郁于少阴，或连及厥阴，而弦数之脉，遂见于左手关尺两部者甚多。更有邪机深伏，郁湮[1]不达，病象颇深，而脉象转见细弱不鼓之象；逮[2]托邪化热，脉始渐见浮硬。此由肾气先亏，不能鼓邪外达，故脉象如此，其证必非轻浅。总之，伏温外发，必从经气之虚处而出，初无一定路径，所谓邪之所凑，其气必虚也。《难经》云：温邪行在诸经，不知何经之动。此语空灵活泼，最合病情。盖其行动，初无一定之径，外见无一定之证，故其脉亦无一定之脉。至舌苔之色，必邪在胃中蒸郁，其浊气乃上熏而生苔。若邪伏阴经，不涉胃腑，则虽邪热已剧，仍不见有舌苔也。舌本为心、脾营气所结，故营分有热，舌底必绛；心火亢盛。舌尖必红。然邪深伏下焦。而舌底不见紫绛者，间亦有之。迨邪热郁极而发，脉之细弱者，忽变而浮大弦数；舌之淡白者，倏[3]变而灰黑干绛；则势已燎原，不可响迩[4]。至此而始图挽救，恐热邪炽盛，脏腑枯烂，虽有焦头烂额之客，而已无及矣。故视病者，必细察见证，再合之色脉，乃有把握。若徒执脉象、舌苔，而求病之寒热、浅深，则误者多矣。诒阅历多年，确知伏温初起，凡病邪极深者，脉与证较多不合。其故皆由邪气深伏，不易表见于外。视病者为其所惑，必多误治。故特表而出之，庶学人知所审择焉。

周禹载曰：温病热病之脉，或见浮紧者，乃重感不正之暴寒。寒邪束于外，热邪蕴于内，故其脉外则绷急，内则洪盛也。又或不识脉形，但见弦脉，便呼为紧，而妄治之。盖脉之盛而有力者，每每兼弦，岂可错认为紧，而断以为寒乎。夫温病热病之脉，多在肌肉之分而不甚浮，且右手反盛于左手，诚由怫郁在内故也。其左手盛或浮者，必有重感风寒；否则非温病热病，自是非时暴寒耳。

【注释】

[1] 郁湮：郁，闭结；湮，阻塞。郁湮为闭塞不行之意。

[2] 逮（dài 带）：赶上，达到。

[3] 倏（shū 书）：突然，迅速。

[4] 响迩（ěr 尔）：迩，近，接近。响迩疑为向迩，即靠近。

【提要】本条论述温病初起无一定的舌脉表现，强调对温病的诊断必须细察全身症状，结合舌脉，才能作出正确的诊断。

【精解】

1. 温病初起无一定舌脉 柳氏强调，由于温病，特别是伏气温病的发病情况甚为复杂，所以舌苔和脉象的表现也形形式式。柳氏列举了伏温初起病发于少阴，或连及厥阴者，多表现为左关尺部脉弦数；如病邪内伏不能外达，脉可表现为细弱，托邪化热后逐渐变得浮硬有力。至于舌苔，在温病初起时，邪伏于阴经，不涉胃腑，虽热势盛而不见舌苔。初起时即有营分热盛，可见舌绛，如心火盛，舌尖必红。提出温病初起苔脉无定，并不意味着其表现的苔脉无规律可循，只是各种苔脉所反映的情况较为复杂而已。柳氏在本条中强调，温病初起由于病情复杂，不固定表现为何脉、何苔，但根据所出现的苔脉，可以帮助判断病位及病证的性质。所引用的周禹载论述，更是具体地描述了温病几种脉象的鉴别。如重感寒邪，其脉浮紧；寒邪在外而里热盛于内，则脉外绷紧而内洪盛等。

柳氏此说在临床颇有实际意义。实际上温病初起时所见的脉象和舌苔各种各样，其原因除了柳氏所说的与温邪所发的部位各异有关外，还与每人的体质和病邪的兼夹情况不同等因素有关。在诊断温病初起时，必须要如柳氏所说的"视病者，必细察见证，再合之色脉，乃有把握"。

2. 伏温初起的诊断要点 文中特别提出，伏气温病初起时，"凡病邪极深者，脉与证较多不合。其故皆由邪气深伏，不易表见于外"。所以对温病的诊断要强调舌苔、脉象应与全身症状互参，切不能仅凭脉象、舌苔而诊断其寒热。当然，这并不是说舌苔和脉象对温病的诊断不重要，实际上，在温病初起判断邪发于卫分、气分、营分或血分时，舌苔等有重要的参考价值。如发于卫分，苔多薄白；发于气分，则苔多黄或白腻；发于营血，则舌色多绛等。脉象对于病发之初邪正的虚实判断也有重要的意义。所以本条所论是强调辨全身症状的重要性，而不是否认辨脉象与舌苔的意义。

伏温从少阴初发证治

【原文】经曰：冬伤于寒，春必病温。又曰：冬不藏精，春必病温。分而言之，则一言其邪之实，一言其正之虚。合而言之，则唯其冬不藏精而肾气先虚，寒邪乃得而伤之。语势虽若两平，其义原归一贯也。喻氏以冬伤于寒，与冬不藏精，又以既不藏精更伤于寒，分立三纲，各为证治。试思如果冬不藏精，别无受寒之事，则其病为纯虚，与温病何涉。盖喻氏只顾作文之排场，而不自觉其言之不切于病情也。原其邪之初受，盖以肾气先虚，故邪乃凑之而伏于少阴。逮春时阳气内动，则寒邪化热而出。其发也，有因阳气内动而发者，亦有时邪外感引动而发者。凡阳气内动，寒邪化热而发之证，外虽微有形寒，而里热炽甚，不恶风寒，骨节烦疼，渴热少汗（初起少汗至阳明即多汗矣）。用药宜助阴气，以托邪外达，勿任留恋。其为时邪引动而发者，须辨其所夹何邪，或风温，或暴寒，或暑热。当于前法中，参入疏解新邪之意（详外夹新邪条内）。再看其兼夹之邪，轻重如何。轻者可以兼治。重者即当在初起时，着意先撤新邪；俟新邪既解，再治伏邪，方不碍手。此须权其轻重缓急，以定其治法，不可豫设成见也。寒邪潜伏少阴，寒必伤阳；肾阳既弱，则不能蒸化而鼓动之。每见有温邪初发，而肾阳先馁，因之邪机冰伏，欲达不达，辗转之间，邪即内陷，不可挽救，此最难着手之危证（另详邪郁少阴条内）。其或邪已化热，则邪热燎原，最易灼伤阴液，阴液一伤，变证蜂起，故治伏温病，当步步顾其阴液。当初起时，其外达之路，或由三阳，或由肺胃，尚未有定程，其邪仍在少阴界内。前人治温病之法：如千金用阳旦汤[1]，则偏于太阳；陆九芝[2]用葛根芩连汤，则偏于阳明；张石顽用小柴胡汤，则偏于少阳；至喻嘉言之麻附细辛，则过于猛悍矣，叶香岩之辛凉清解，则失之肤浅矣。愚意不若用黄芩汤加豆豉、元参，为至当不易之法。盖黄芩汤为清泄里热之专剂。加以豆豉为黑豆所造，本入肾经；又蒸罨[3]而成，与伏邪之蒸郁而发相同；且性味和平，无逼汗耗阴之弊；故豆豉为宣发少阴伏邪的对之药。再加元参以补肾阴，一面泄热，一面透邪。凡温邪初起，邪热未离少阴者，其治法不外是矣。至兼夹别项外感，或兼内伤，或邪虽未脱少阴，而已兼有三阳见证者，均宜临证参酌施治，固非可刻舟以求剑矣。

【注释】

[1] 阳旦汤：为《备急千金要方》方，由桂枝、黄芩、芍药、生姜、大枣组成。治疗冬温脉浮，发热咽干，项强头痛者。

[2] 陆九芝：字懋修，清代医家，著有《世补斋医书》。

[3] 蒸罨：蒸是置水上蒸熟，罨是将蒸熟的豆类、谷物等堆积以发酵。

【提要】 本条论述了伏气温病的发病机制和初起证治大法。

【精解】

1. 伏气温病的发病机制 柳氏提出，伏气温病的发生内因为肾气先虚，外因为冬季感受寒邪。至于发病，则因春季阳气内动，内伏于少阴的寒邪化热而外发，即为"伏邪自发"；或因时邪外感，引动在里伏于少阴之邪而发，即为"新感引动伏邪"。同时，柳氏也指出，其肾气先虚主要表现为肾阴不足，不能托邪外出，但寒邪也可伤阳气，从而造成肾阳先馁，不能蒸化鼓舞病邪外达的局面。从柳氏所论可以看出，伏气温病的发病机制有两个主要特点：①病邪在里，也就是先有寒邪内伏而化热，这就提示了伏气温病在发病之初即可有里热的各种表现。②病邪是从少阴肾而发，即先有肾气之虚，或主要表现为肾阴不足，或主要表现为肾阳虚馁。

文中对《黄帝内经》所论的"冬伤于寒，春必病温"和"藏于精者，冬不病温"进行了精辟分析，指出温病的发生是由以上两方面共同作用而导致的。前者是指温病发生的外因，即感受外寒，而后者则是温病发生的内在因素，即肾精不足。但如单纯只有肾精不足而无外邪，就属于纯虚之证，与温病无关。

2. 伏气温病的初起证治原则 基于对伏气温病发病机制的认识，柳氏提出其治疗原则是邪正合治，即对较为常见的少阴阴气不足而病发于少阴者，"用药宜助阴气，以托邪外出"，也就是所谓的"养阴托邪"。

对伏气温病初起的治疗，文中提出应具体区别不同情况而采取不同的治疗大法。①要辨别是否兼有时邪。如属伏邪自发者，里热炽盛，不恶风寒、骨节烦疼、渴热少汗，即使微有形寒，也是里热怫郁的结果，不用配合疏散外邪之品。如属感受时邪而引发者，就要参以"疏解新邪之意"，也就是应配合治疗时邪的药物。②要辨别兼夹病邪的性质和轻重。如应根据所夹病邪的性质属风温、属寒，还是属暑热，分别配合祛风散热、祛寒、清暑化热等。同时还要根据所夹时邪的轻重灵活施治，如较轻者，可以伏邪和时邪兼治，如时邪较重者，可以先祛除时邪，待时邪解后再治伏邪。③要辨少阴之虚在阴在阳。表现为肾阳先馁者，应注意温经托邪，不能一味只知投用寒凉滋润之剂，具体内容在后面会作专门讨论。

3. 伏气温病初起的治法 对伏气温病初起的治法，柳氏提出"用黄芩汤加豆豉、元参，为至当不易之法"。该方体现了"养阴托邪"的治疗原则，方中既有黄芩等苦寒以清里热，又有淡豆豉宣发少阴之伏邪，还有元参补肾阴，具有"一面泄热，一面透邪"的作用，所以可以作为治疗伏气温病邪发少阴的代表方。当然，该方只是体现了一个治疗大法，意在主用苦寒以清泄里热，至于具体用药，还应根据病情进行加减，如里热较甚，还需加入其他清泄里热之品。文中还提出，如邪未脱少阴而兼有三阳见证者，均宜配合治疗兼证之品，告诫后人"固非可刻舟求剑矣"。

伏温由少阴外达三阳证治

【原文】寒邪潜伏少阴，得阳气鼓动而化热。苟肾气不至虚馁，则邪不能容而外达。其最顺者，邪不留恋于阴，而径出于三阳，则见三阳经证。太阳则恶寒发热，头项疼，腰脊强，治宜豉、芩，合阳旦汤。阳明则壮热鼻干，不得卧，治宜豉、芩，合葛根、知母等味。少阳则寒热往来，口苦胁痛，治宜芩、豉，合柴胡、山栀等味。其邪初出三阳，或兼新感，外有恶寒无汗等证，则桂、葛、柴胡，自当参用。若里热已甚则不宜桂枝，壮热汗多则不宜葛根，内风易动则不宜柴胡，此则又在临时之化裁矣。《难经》曰：温邪行在诸经，不知何经之动也。故其发也，本无定处，大略乘经气之虚，或夹别邪而发。如太阳虚则发于太阳，阴气虚则恋于阴分。其有温邪化热已出三阳，而未尽之邪尚有伏于少阴而未化者（此肾气不充，宜兼温托）；即或全数化热，而其热有半出于阳，半恋于阴者（此阴气不足，不能托邪，当兼养阴）；用药总宜随证化裁，活泼泼地，方能应手取效也。

【提要】本条论述伏气温病初起时见三阳经证的证治。

【精解】

1. 伏气温病初起出现三阳经证的机制 伏气温病的发生是因为寒邪潜伏于少阴，当春季阳气生发之时，如人体的肾气还不太虚馁，则邪不能内留而向外透发，如透于三阳经，就表现为三阳经的症状。而这种病变是伏气温病中"最顺者"，也就是说，这是其中的轻证表现。还有因肾气已虚而邪恋于阴分者，或虽出于三阳经，尚半恋于阴者，则证情较重，治疗也较复杂。另外，同为伏气温病发于三阳经，又有三阳经表现不同，其原因是每人经气所虚、感邪情况各别，如原有太阳经虚者，内伏之邪就会发于太阳经，即柳氏所说："故其发也，本无定处，大略乘经气之虚，或夹别邪而发。"

2. 伏气温病三阳证的证治 原文对三阳证的表现都有具体描述，虽然文中仅提及三阳经见证，但既为伏气温病，必有里热表现，所以文中所述的症状除太阳证见恶寒发热、头项疼、腰脊强，属表证外，余如阳明证见壮热、鼻干、不得卧，少阳证见寒热往来、口苦胁痛等，均为表证与里证相兼者。就是说太阳证既为伏气温病，也有里热的表现，不过较为轻微而已。所以对伏气温病三阳证的治疗并非单纯用解表之品，如治太阳证用黄芩合淡豆豉、阳旦汤，治阳明证用黄芩合葛根、知母、淡豆豉，治少阳证用黄芩、栀子合柴胡、淡豆豉，都是解表药与清里药同用。由此可见，柳氏所说的三阳证与通常所说的表证并不是完全相同的，三阳证表明伏气温病初起具有表里同病的发病特点，因而其治疗主以表里双解。

伏气温病初起因感受时令之邪而病者，可表现为恶寒无汗，可用桂枝、葛根、柴胡等疏散之品。对于伏邪发出三阳的同时，因肾气不足而少阴还有伏邪者，治当温托；对肾阴不足而邪热恋于阴分者，治当养阴以托邪。所以，对伏气温病初起的治疗应视具体情况而灵活变通，不能拘定一法。

伏温热结胃腑证治

【原文】伏温化热而达，其证由少阴而出三阳者，于法为顺。唯无形之热，可从经气而达。若中焦夹有形食积浊痰，则邪热蕴蒸，每每乘机入胃，热结于中，而为可攻之证。盖胃为五脏六腑之海，位居中土，最善容纳。邪热入胃，则不复他传。故温热病热结胃腑，得攻下而解者，十居六七。前人如又可所论，虽名瘟疫，其实亦系伏邪。所列治法，用攻下者，十之七八。盖伤寒重在误下，温病重在误汗；温病早投攻下，不为大害，前贤本有此论。吴氏又确见病证之可下者多，故放胆言之，而不自觉其言之偏重也。陆九芝谓温病热自内燔，其最重者，只有阳明经腑两证。经证用白虎汤，腑证用承气汤。有此两法，无不可治之温病矣。其意专重阳明，若温病决不涉及别经者，其言亦未免太偏。总之，温病邪热蒸郁，入于阳明者居多。热在于经，犹属无形之热。其证烦渴多汗，狂谵脉洪，此白虎证也。若热结于腑，则齿垢唇焦，睛热，舌苔焦黄，神昏谵语，脉沉实，此承气证也。只要认证清楚，确系热在于胃，则白虎、承气，依法投之，可以取效反掌。切勿因疑生怯，反致因循贻误也。

前人用大黄下夺，有因泄热而用者（如三黄泻心[1]）；有因解毒而用者（如三黄解毒[2]），有因疏瘀化痰而用者（如大黄䗪虫[3]、滚痰丸[4]），有因疏泄结气而用者（如大黄黄连泻心[5]），原不专为积滞而设。无如不明医理者，见方中有大黄一味，即谓之承气，即谓之攻积；因而疑忌多端，当用不用，坐此贻误者多矣。

伤寒热结胃腑者，粪多黑而坚燥；温病热结于胃者，粪多酱色而溏。藜藿之子，热结者粪多栗燥；膏粱之人，多食油腻，即有热灼，粪不即燥，往往有热蕴日久，粪如污泥，而仍不结为燥栗者，此不可不知也。有初起病时，便溏作泻，迨两三日后，热势渐重，乃结于胃而便秘者，仍宜依法下之。又有热势已重，渴饮频多，或用清泄之剂，因而便泄稀水，坚粪不行者，此热结旁流也。古法用大承气下之，吴鞠通改为调胃承气，甚合。

热结而成燥粪者，行一二次后，燥粪已完，热邪即尽。若溏粪如烟膏霉酱者，或一节燥、一节溏者，此等证，其宿垢最不易清，即邪热亦不易净。往往有停一二日再行，有行至五六次，多至十余次者。须看其病情如何，以定下与否。慎勿震于攻下之虚声，遂谓已下不可再下，因致留邪生变，而受养痈[6]之实祸也。

光绪初年冬仲，徐君声之，因欲服补剂，属为定方。予诊其脉，两尺浮数弦动而不静。予谓据此脉证，当发冬温，补剂且从缓进。因疏方，黄芩汤加生地，嘱其多服几剂。当其时饮啖如常，并无疾苦。勉服三两剂，即停不服。迨十二月十七，忽振寒发热。两日后，渐觉神情昏糊困倦，热势蒸郁不达，神呆耳聋面垢。此少阴伏邪，化热外达。其势外已入胃，而内发于阴者，尚未离少阴之界，而并有窜入厥阴之势，病情深重而急。予以至戚，谊无可诿，不得不勉力图之。先与栀、豉、黄芩二剂，继进清心凉膈法两剂，均无大效。而痉厥昏谵，舌燥唇焦，病势愈急。乃用调胃承气，加洋参、生地、犀角、羚羊、元参养阴清泄之品。两剂之后，始得溏粪如霉酱者二遍。间进犀、羚、地、芍、豆豉、栀、丹、芩、元参，养阴熄热，清透少阴之剂，而热仍不减。乃再与调胃承气合增液法，又行垢粪一次。此后即以此法，与养阴清泄之法相间迭用。自十二月二十三起，至正月初十，通共服承气八剂，行宿垢溏黑者十余次，里热始得渐松，神情亦渐清朗。用养阴之剂，调理两月而瘥。按：此证少阴伏邪本重，其化热而发也，设热邪全聚于胃，即使热壅极重，犹可以下泄之药，背城借一，以图幸功。乃中焦之热势已剧，而伏热之溃阴分者，又内炽于少、厥两阴之界，岌岌乎有蒙陷痉厥之险。不得已用助阴托邪之法，从阴分清化，使其渐次外透。其已达于胃者，用缓下法，使之随时下泄。战守兼施，随机应变。如是者，将及两旬，邪热始得退清。假使攻下一两次后，即畏其虚而疑不能决，则其险有不堪设想者。然则焦头烂额，得为今日之上客者，幸也。

长媳徐氏，戊戌七月，患感冒夹肝气发热，脘痛呕恶不纳者，五六日。八月朔，得大解颇畅。余谓大便一通，病可松也。不意至夜，寒热大作，恶心干呕，彻夜不止。与左金、平胃、温胆、泻心，均无寸效。至初五日，烦躁口渴，舌燥起刺。予以其质弱阴亏，虑其不耐壮热，急思乘早击退，冀免淹缠，遂用凉膈合泻心法，佐以洋参、石斛等。连进两剂，得大解两遍，呕恶即止，而里热不减，间服养阴泄热药一二剂，大便仍不行，而舌苔灰热转厚。乃改用调胃承气合增液法，间日一进。每进一剂，即行一次，粪色或黄或黑，或溏或结。又进三次，至十五日，方中大黄重至五钱，乃腹中大痛，宿粪畅行。当时冷汗肢厥，几乎气脱不回。急进人参以扶正气，始渐定。自此次畅行后，里热渐松，用药总以养阴扶胃为主。每间三四日，大解不行，即用人参汤送大黄丸药一服，或泻叶汤一盏，大便始行，而粪色仍黑紫如酱。至九月初，乃能渐进米汤稀粥。然每至三五日大解不通，即觉胃热熏郁，须与清泄，得大解始平。至九月十九日，服泻叶汤后，忽然宿垢大行，得黑粪半桶之多，然后积热浊热，始得一律肃清，不再有余热熏蒸矣。自初病至此，共用大黄三两零，元明粉一两零，人参参须二三两，洋参、麦冬各十余两，鲜地、石斛各一斤，其犀、羚、珠粉等味，用数少者不计焉。此证因阴虚质弱之体，患此大病，米饮不沾唇者一月，而得全性命者，缘自病迄今，始终以扶正养阴为主，故虽屡频危殆，而卒获保全。其积垢行至一月有余而始净，则初念亦不及料也。然从此可知，时病之余热不除，皆由积垢不清所致，断不可顾虑其虚，转致留邪生变也。又此证最易惑者，其脉始终细弱，毫无实象。唯将见证细意审察，究属体虚证实，唯有用洋参、鲜地、石斛、大黄，以养阴泄热，为至当不易之治。确守不移，始得回一生于九死也，亦幸已哉！

【注释】

[1]三黄泻心：即《金匮要略》泻心汤，由大黄、黄连、黄芩组成。

[2]三黄解毒：似为《妇科玉尺》三黄解毒汤，由大黄、黄连、黄芩、黄柏、栀子组成，主治妊娠伤寒表解后热盛于里。

[3]大黄䗪虫：即《金匮要略》大黄䗪虫丸，由大黄、黄芩、甘草、桃仁、杏仁、虻虫、蛴螬、芍药、干地黄、干漆、水蛭、䗪虫组成，能祛瘀生新。

[4]滚痰丸：即《景岳全书》所引王隐君礞石滚痰丸，由礞石、大黄、黄芩、沉香组成，能降火逐痰。

[5]大黄黄连泻心：即《伤寒论》大黄黄连泻心汤，组成与三黄泻心

汤同。

［6］养痈：即姑息养奸。

【提要】本条论述伏气温病阳明腑实证的证治。文中对阳明腑实证的形成原因和证治、攻下法的作用机制有精辟的见解。

【精解】

1. 伏气温病阳明腑实证的形成原因 对于伏气温病患者而言，若中焦存在有形食积、浊痰，则可与邪热互相蕴蒸，进入胃中而形成为阳明腑实证。柳氏从"胃为五脏六腑之海"立论，提出邪热最易入胃形成腑实之证。至于文中所说的"邪热入胃则不复他传"，原意是指伏气温病出现腑实证后病情以腑实为中心，不像无形邪热会到处游溢，影响到其他脏腑。在临床上，若阳明腑实证未能及时攻下，常致耗伤阴液，轻则耗及肺胃之阴，重则耗及肝肾之阴，邪热内陷厥阴还可出现昏谵、痉厥之危象，其传变很多，并不存在"不复他传"的情况。但如果从腑实证只要未用攻下，其腑实是不会自解的这一角度来理解，"不复他传"也有一定的道理。

2. 攻下的作用机制 柳氏提出，温热病"得攻下而解者，十居六七"。这一方面是因为柳氏认为温热病多数会发展到阳明腑实证，所以使用攻下的机会甚多；另一方面是由于攻下法对于祛逐病邪具有很明显的作用，所以多需采用攻下才能奏效。柳氏提出，攻下方药如大黄，本非专为积滞而设，而有泄热、解毒、疏瘀化痰、疏泄积气等多种作用，所以攻下的实际作用并不限于攻下肠道内的积滞燥屎。这一认识是对吴又可《温疫论》中"逐邪勿拘结粪"理论的进一步发展。对于阴虚体弱之体，则应一边扶正养阴，一边泄下浊热，如用调胃承气合增液法，并急进人参以扶正气。

3. 伏气温病阳明腑实证的证治 文中对温病与伤寒所出现的腑实证症状和治法的不同进行了对比，其内容主要来源于《温疫论》和《温热论》。但文中所说的温病所出现的大便多酱色而溏的性状特点，实际上主要见于湿热积滞阻于肠道者，所以其所说的温病多属湿热性温病，如以其代表所有的温病则有失全面，在温病发展过程中常有形成腑实证而见粪黑而坚燥者。因此，并不能把粪便的特点作为温病与伤寒的鉴别要点，关键还是要从全身的症状表现进行诊断。

伏温上灼肺金发喘逆咯血咳脓证治

【原文】伏邪在少阴，其由经气而外出者，则达于三阳；其化热而内壅者，则结于胃腑。此温热病之常也。少阴之系，上连于肺。邪热由肾系而上逆于肺，则见肺病。况温邪化热，火必克金，则肺脏本为温邪所当犯之地。其或热壅于胃，上熏于膈，则热邪由胃而炎及于肺，更为病势所应有。近时烟草盛行，肺中津液，熏灼成痰，阻窒肺隧，平日每多痰咳，更值温热上蒸，痰得热而痰更胶粘，热附痰而热愈留恋，其为咳为喘，意中事也。肺络不通，则胸胁刺痛；热郁日甚，则痰秽如脓，或咳红带血，无非热灼金伤所致。此时苟伏邪已一律外透，则治之者，只须清泄肺胃。夫病在肺，而何以治者必兼及胃？盖肺中之热，悉由胃腑上熏。清肺而不先清胃，则热之来路不清，非釜底抽薪之道也。古方如麻杏甘石、越婢、青龙、清燥救肺等方，均用石膏，诚见及于此也。轻则苇茎汤，鲜斛、鲜沙参之类，必不可少。胁刺者兼和络气，咳红者兼清血络。滋腻之药，恐其助痰；温燥之品，恐其助热。均为此症所忌。又此症在初起时，医者粗心不察，视为寻常外感，恣用发散；或见其痰多，妄用二陈；或见其喘逆，作外感治而用麻、桂，作内伤治而用生脉、熟地。均属悖谬。而耗液助热生痰，诸弊毕集矣。迨见病势日增，始细心体认，改投清泄。而肺金脏阴已伤，不能遽复。即使邪热得清，而内热干咳，绵延不愈，遂成上损，终致不救者，往往有之，谁之咎哉。

【提要】本条论述伏气温病邪热犯肺的证治。

【精解】

1.伏气温病邪热犯肺的病机　在伏气温病发展过程中，除了初起外达三阳、结于胃腑等常见病证外，还易犯及肺脏。原因是：①"肺脏本为温邪所当犯之地"，即在温病发展过程中，邪热本来就易侵犯肺脏。②当阳明胃热亢盛之后，易进而影响及肺，即"热邪由胃而炎及于肺，更为病势所应有"。由此可见，不仅新感温病易先犯于肺，伏气温病也常见肺脏的病变。除感受风热病邪者邪易犯肺外，有些非风温类的温病也会在病变过程中出现邪犯于肺的情况。但温病是否会犯肺，主要还是取决于感邪的性质和疾病的种类。

2.伏气温病热灼肺金的证治　伏气温病热灼肺金主要的临床表现有喘逆、咳血（即文中所说的咯血）、咳脓、胸胁刺痛等，这显然与新感温病初起邪在肺卫的病变不同，属里热犯肺之证。对本证的治疗原则，柳氏强调清泄肺胃，清胃的目的是祛除肺热之源。同时提出针对不同症状的具体用药，并强调忌用温燥和滋腻之品，对于指导临床实践是很有意义的。

伏温内燔营血发吐衄便红等证治

【原文】温邪化热外出，其熏蒸于气分者，为烦热、口渴等证。其燔灼于营分者，血为热扰，每每血由肺络而溢出为咳血，由吐而出为吐血，上行清道为鼻衄、齿衄，下行浊窍为溲血、便血。凡此皆血为热邪所迫，不安其络，因而上溢下决。唯血既外夺，则邪热亦随血而泄，病势宜由此而减，乃为吉象。若血既外夺，而里热仍盛，昏谵烦躁，仍不轻减，即属重症。推其故，盖有二焉：一则伏热重而蒸郁过深，络血虽溢，而里热之留伏尚多也；一则营阴虚而为燔灼所伤，阴血枯竭，而不能托邪外出也。邪重者，宜凉血泄邪，如犀、地、栀、丹、银花、连翘、茅根、侧柏之类；血虚者，宜养血清热，如地、芍、栀、丹、阿胶、元参之类。总以凉阴泄热为主脑，血虚者兼以滋养，邪实者兼以清泄，必使血止而热亦因此而解，斯为顺手耳。此等证，每有急求止血，过用清凉，以致血虽止，而上则留瘀在络，胸胁板痛，下则留瘀在肠，垢痢瘀紫。甚或留瘀化热，变为暮热朝凉，咳痰带血，见种种阴损之候。昧者不察，误认为虚，漫投补剂，遂迁延不愈，愈恋愈虚，以致不救，可慨也夫。

凡瘀留在肠胃者，易于疏化，以其在康庄大道，不在细微曲折之处，药力易于疏通也。若瘀留于肺肝血络之中，则络道蚕丛[1]，药力既非一时可到，而又不宜于猛剂攻消；只有通络化瘀泄热之法，缓缓图功。如曹仁伯[2]清瘀热汤之法，最为得窍，学者宜仿此用之（清瘀热汤——旋、绛、葱、苇、栀）。

【注释】

[1] 蚕丛：供蚕结茧的工具，多用稻草做成。此处形容络道的纵横交错。

[2] 曹仁伯：名存心，号乐山，清代医家，为江苏常熟人。著有《过庭录存》《琉球百问》及其医案等。

【提要】本条论述伏气温病邪热入于营血引起动血的证治。

【精解】

1. 伏气温病邪入营血的证治　文中所说的"燔灼于营分"，实际是指邪入营血分而言，其主证为热盛动血的表现，如咳血、吐血、鼻衄、尿血、便血。柳氏指出，温病见动血有吉凶两种情况：如出血后热势随之而减，病情好转，是为邪热通过出血而外泄，属吉象；如出血后里热仍盛，昏谵烦躁不减，甚至加重或有厥脱危象出现，属重证。重证发生的原因，即是文中所言之邪甚正虚。

对本证的治疗，文中提出以"凉血泄邪"为原则，同时还要掌握"血虚者兼以滋养，邪实者兼以清泄"的治疗大法。当然，文中所说的"血虚"主要是指"阴液亏虚"，因此文中提到的"养血清热"，实际上应是"养阴清热"，其所用的药物也是以生地黄、赤芍、元参等养阴生津药物为主，而真正的养血药如熟地黄、当归、枸杞子等在温热病热盛之时显然是不适宜的。

2. 止血须防留瘀　文中提出的治疗出血病证当防留瘀的观点值得重视。柳氏强调，对温病营血分证的出血病证，应凉血泄邪，但要防止为了急求止血而过用寒凉，否则"血虽止，而上则留瘀在络，胸胁板痛；下则留瘀在肠，垢痢瘀紫。甚或留瘀化热，变为暮热朝凉，咳痰带血，见种种阴损之候"。这就是说在凉血止血的同时应注意避免留瘀。对此，叶天士在《温热论》中已明确提出血分证的治则是"凉血散血"，而柳氏所用的凉血泄邪药，如"犀、地、栀、丹、银花、连翘、茅根、侧柏之类"，也是遵循了这一原则。

伏温外窜血络发斑疹喉痧等证

【原文】伏温化热，燔灼血络，因致络血外溢，邪热即随血而泄，于病机犹为顺象。乃有邪热郁于血络，不得外达。其在于肺，肺主皮毛则为疹，其在于胃，胃主肌肉则为斑。有斑疹各发，不相交涉者；有斑疹兼发，不能分晰者。总之以清营透邪、疏络化斑为主。凡外面斑疹透齐，即神清热解者为吉。若斑疹虽透，而里热不解，则热郁已甚，其势必有变端。当随其见证，小心斟酌。又有一种烂喉丹痧，此于伏温之中，兼有时行疫毒。发热一二日，头面、胸前稍有痧疹见形，而喉中已糜烂矣。此证小儿居多，其病之急者，一二日即见坏证。如面色青晦，痰塞音哑，气急腹硬，种种恶候，转瞬即来，见此者多致不救。此等急症，初起即宜大剂清营解毒，庶可挽回万一。若稍涉迟延，鞭长莫及矣。

鲜生地为此证清营泄热必用之药。欲兼疏散之意，重则用豆豉同打，轻则用薄荷叶同打，均可。丹皮清血中伏热，且味辛主散，炒黑用之最合。银花清营化毒，元参清咽滋水，均为此症必要之药。

治肺疹初起，须兼透达者，于清营方中，用牛蒡、蝉衣以透发之。古方治斑毒，用化斑汤（白虎合犀、地之类）或玉女煎之类。然须烦热多汗者，乃为合剂。若热不甚、汗不畅，遽投石膏，恐有邪机冰伏之弊，临用时宜加斟酌。黄玉楸[1]于此证，用浮萍为表药，颇有思路，可取用之。

塘市孙蕴之大令郎，聪颖异常，年甫十岁，十三经已能背诵，且能举其大意。蕴翁视之，不啻掌上珠也。丁亥秋，专信邀诊。余夜船赴之，至明晨抵塘市，已不及救矣。蕴翁曰：大儿已死。次儿后一天起病，今已两天矣，病状与大儿纤毫无异。以大儿之死例之，则次儿至今夜五鼓时，亦将不救矣。姑为我视之，尚可挽救否？余视之，面色青晦不语，唯烦躁阵作。发躁时将臂内搔挖，若不知痛楚者。挖破处，血亦紫黯不流。舌质紫刺如杨梅，喉间板黄不腐。余细审，乃疫毒闭于营中，不能外达而毒攻心肺，故其死若是之速。此证属阴毒、阳毒之类，在古书中虽无确当治法，而以意测之，欲图挽回，必使疫毒有外泄之路，乃有生机。遂令其用犀角磨汁，鲜生地、大黄绞汁，再合元参、丹皮、银花等化毒泄热之品，陆续灌之。至黄昏，得大便溏黑者两次。灌至天明，尽药两茶盏，又得大便溏黑者两次。余再视之，神情较能灵动，舌上黄苔浮腻，喉间起腐。仍用前法，加入金汁，合养阴之意，如前灌之。一日夜服三四碗，大小便始畅，腹硬亦平。其上半如颈、项、肩、肘，下部如腰脊、髀关、膝、腘等处，凡肢节交接之处，从前有紫痕僵块者，至此皆红肿作脓。不特咽喉溃烂，并肛门亦溃烂流脓。余力守养阴活血、泄热化毒之方，两旬以后，咽喉及通身之溃烂，均得以此收功。唯大便中仍有脓瘀杂下，余参用内痈治法，又月余始瘥。是役也，余用犀、地、大黄，多进不撤，人皆骇之。不知此证之热毒，亦非寻常所有。设迟回审慎，兼顾其虚，无论如此重病，不能挽救于垂危，即使当时就挽，而后半如此波涛，亦断不能收全功于万一也。

【注释】

[1] 黄玉楸：即黄元御，字坤载，号玉楸，又号研农，昌邑人。著有《温病解》《疫病解》等。

【提要】本条论述伏气温病中出现斑疹病证的证治。

【精解】

1. 斑疹的种类及其发生机制 斑疹的表现，包括斑、疹、斑疹兼发、烂喉丹痧等。疹属肺，斑属胃，烂喉丹痧属伏气温病兼有时行疫毒。斑疹的发生多是邪热外透所致，所以柳氏认为"于病机犹为顺象"，如斑疹透齐而神清热解者为吉象。但如果虽发斑疹而里热不解者，则每易引起变证。

2. 斑疹的治法 斑疹的治法以清营透邪、疏络化斑为主。疹者主在宣肺清热、凉营透疹，常用牛蒡子、蝉衣等透发之品；斑者主以凉血化斑解毒治之。

在对斑疹治疗的具体用药上，柳氏所提出的几点经验值得注意。①治疗斑疹可主用鲜生地，并配合淡豆豉或薄荷同打，以取疏散之意。②用牡丹皮以炒黑用为好。③金银花、元参也是治疗本证必要之药。石膏以治斑疹烦热多汗者为宜，如热不甚而汗不畅者，不宜用石膏，以防凉遏病邪，可作临床参考。

伏温化热郁于少阴不达于阳

【原文】伏温之邪，冬时之寒邪也。其伤人也，本因肾气之虚，始得入而据之。其乘春阳之气而外达也，亦以肾气暗动，始能鼓邪化热而出。设其人肾阳虚馁，则邪机冰伏，每有半化半伏、欲达不达之症。如外面热象炽盛，或已见昏谵、痉厥之候，而少阴之伏邪尚有未经化热，仍留滞于阴分者。此时就热象论，已有热扰厥阴之险，清泄之药不容缓。而内伏之邪，又以肾气内馁，不能化达。设专用凉泄，则邪机愈滞；设用温化，又属抱薪救火。辗转之间，内则阴液干涸，外则邪热蒙闭。迟之一二日，即不可挽救矣。此等症情，在温病中，为最险重之候。即使竭力挽回，亦属冒险图功。治病者，必须豫为道破，庶免疑谤。此证邪伏少阴，喻氏仿仲景少阴病治例，用麻黄附子细辛汤及麻黄附子甘草汤两方以透邪，增入生地以育阴扶正，其用意颇为切当。唯温邪既动，必有热象外现；其甚者邪热蒙陷，已有痉厥之象。此时麻附细辛，断难遽进。然非此大力之药，则少阴之沉寒，安能鼓动。治当师其意而变其制，如用麻黄汁制豆豉，附子汁制生地，至凉肝息风治标之药，仍宜随症参入。似此面面周到，庶可收功。

附案：及门生金石如，戊戌三月初旬，患时感。初起恶寒发热，服疏散药一剂，未得汗解，而热势转淡，神情呆钝，倦卧耳聋，时或烦躁，足冷及膝，指尖、耳边、鼻准亦冷，两便不利，腰俞板硬，不能转侧，脉迟细而弱，呕恶不能纳水饮，唯嚼酱姜稍止，舌苔厚燥微灰。此由新感引动伏邪，而肾阳先馁，不能托邪化热，故邪机冰伏不出，其已化之热，内陷厥阴，欲作痉厥，证情极为险重。赵生静宜先往，用栀、豉、桂枝、羚羊角，合左金法，小便得通，足温呕止，余则证情如故，邪仍不动。议用麻、附，合洋参、生地等扶正托邪，而余适至，遂令赶紧煎服。两进之后，尺脉始弦，而神情之呆钝、腰脊之板痛仍尔也。拟用麻黄制豆豉，附子制大生地，桂枝制白芍，合人参、牛膝、元参、淡芩、羚羊、生牡蛎等味出入。三剂后，以舌苔灰厚而干，又加大黄。服后忽作寒栗战汗，而腰脊顿松，随得大解，而里热亦泄，神情爽朗，调理一月而愈。此证就邪之深伏而未化热者论之，则只宜温托，大忌寒凉。然痉厥神糊，舌苔灰燥，若再助其热，势必内陷厥阴，而为昏狂蒙闭之证，无可挽也。就邪之已动而化热者论之，则只宜清泄，何堪温燥？然脉情迟细，神呆形寒，经腑俱窒，若专用凉化，则少阴之伏邪不出，迁延数日，势必内溃，而为厥脱之证，其去生愈远矣。再四筹审，决无偏师制胜之理。不得已，取喻氏法以治其本，合清泄法以治其标，一面托邪，一面化热。幸赖少阴之气，得扶助而伸。凡经邪腑邪，已化未化之邪，乘肾气之动，一齐外达。故战汗一作，大便一行，而表里诸病若失也。

黄村桥范养遂令郎，于戊戌夏间患三疟，至八月初服截药而止。至二十外，忽然遗泄数次，遂发寒热，如日作之疟。先寒后热，迨外热已甚，而下体骨节仍寒，须再作寒栗一次，随啜热粥一碗，然后得汗而解。延至九月初，已十余发矣。一日当啜粥助汗之时，忽然头晕目暗，冷汗肢厥，如欲脱之状，逾时始定。此后遂卧床不起，唯胃纳尚不大坏，缠绵不愈。予往诊时，十月中矣。予谓从前三疟，是暑湿之邪。迨愈而复作，是引动少阴伏邪，乘少阳新病之虚而出，而肾阳先馁，不能托邪，故寒栗日甚，而热势反不重也。此当用温经托邪之法，用桂枝汤加人参、当归、生地、附子汁制牛膝，仍用柴胡、豆豉、黄芩等味出入，十余剂。中间迭见惊悸痉惕诸证，又加龙骨、牡蛎、羚羊角等味，随证治之而愈。此证当疟疾再发之时，诸医仍用暑湿门套方，服二三十剂，而病情毫无增减。病者自言不起，每夜分辄有谵语。病家疑神疑鬼，医家莫测其病原所在。其故皆由近日医家，不囿于吴又可募原之说，即泥于吴鞠通三焦之论，而绝不知有少阴伏邪随经发病之理。故遇此等证，便觉毫无把握，轻者迁延致重，重者无法挽救，近年所见不少矣，哀哉！

【提要】本条论述伏气温病发病之初起因肾阳虚馁，伏邪不能外达，以致发生变证的证治。

【精解】

1. 伏温不能外达的机制 伏气温病初起时，其内伏之邪要化热外达，必须有春季时令之阳气和内在肾阳之气两方面的作用，才能鼓动伏邪外出。当患者肾阳虚馁时，即使邪热已盛于外，伏邪也不能向外透达，内伏少阴之邪留滞会发生各种变证。这是柳氏对伏气温病初起会发生一些危重病证，运用伏气理论所作的解释，即强调出现这类病证与患者的体质有直接的关系。

2. 伏邪内郁少阴的证治 伏气温病初起，因肾阳虚馁而邪伏少阴不能外达于阳，可表现为外见热象炽盛，而并有昏谵、痉厥等内陷厥阴之候。换言之，也就是可以通过病初即见热盛而内陷厥阴之证来推断患者肾阳虚馁。对于此类病证的治疗，柳氏提出主以清泄之药，但因肾阳已虚，就不能过用寒凉，另一方面，如用温化之品，又会助长邪热。柳氏认为，喻嘉言所用麻黄附子细辛汤或麻黄附子甘草汤加生地黄，组方意义颇为切当，但又虑及麻黄、细辛药性过于温燥峻猛，所以提出用麻黄汁制豆豉和附子汁制生地黄之法，并与其他清泄、托邪药配合。由此可见，对这类病证的治疗，不仅要注意温其肾阳，还要注意育其肾阴，在用药时，配合生地黄、玄参之类。同时，根据病情需要对症治疗，如有昏谵则当用清心开窍之品。原文强调标本兼治，阴阳并调。

伏温化热内陷手足厥阴发痉厥昏蒙等证

【原文】伏温由少阴而发，外出于三阳经证，内结于胃腑，则见阳明腑证。其证虽深浅不一，但由阴出阳，于病机为顺，均在可治之例。唯有伏邪已动，而热象郁滞，不达于三阳，亦不归于胃腑，而即窜入厥阴者，在手厥阴则神昏谵语，烦躁不寐，甚则狂言无序，或蒙闭不语。在足厥阴则抽搐瘛疭，昏眩直视，甚则循衣摸床。此等凶证，有兼见者，有独见者，有腑热内结，邪气充斥而溃入者，有阴气先亏，热邪乘虚而陷入者，有夹痰涎而蒙闭者，有夹蓄血而如狂者。凡遇此等重证，第一先为热邪寻出路，如在经者，从斑汗解，在腑者，从二便出是也。至照顾正气，转在第二层。盖气竭则脱，阴涸则死，皆因热邪燔劫而然。用药于祛邪中，参以扶正养阴，必使邪退，而正气乃有立脚。如徒见证治证，但以清心泄肝、化热养津之剂，就题面敷衍。虽用药并无大谬，而坐失事机，迨至迁延生变，措手不及，谁之咎欤。今姑就手足厥阴见证各条，拟治法如下。

凡热重昏谵，至夜增剧，舌底绛色，此热灼于营也，以犀角地黄为主方。烦躁不寐，口渴舌板，神情昏扰，热郁于上也，以凉膈散为主方。神志烦乱，小溲赤涩，舌尖干红，热劫心阴也，导赤各半汤为主方。面赤神烦，大渴多汗，热燔阳明之经也，白虎汤为主方。大便秘结，或热结旁流，唇焦齿垢，舌刺焦黄者，热结阳明之腑也，以三承气为主方。又如热蒸痰升，蒙闭神明者，加用至宝、紫雪、菖蒲汁之类。痉掣搐搦，肝风升扰者，加用羚羊角、钩藤、石决明之类。病证纷繁，治难缕述，而总以祛邪扶正两意为提纲。祛邪之法，已列于前。至扶正之法，在温病以养阴为主，以温热必伤阴液也。人参难得佳者，且病家无力者多，岂能概用。唯西洋参甘凉养津，施于温热伤阴者，最为合用。余如生地滋肾阴，白芍养肝阴，石斛养胃阴，沙参养肺阴，麦冬养心阴。如遇虚体或久病阴伤者，无论发表攻里剂中，均可加入。其或热已窜入厥阴，而邪之藏于少阴者，热气尚伏而不扬，宜于清泄中，仍兼疏托。或热已内陷营阴，而邪之走于经者，表气尚郁而不达，宜于凉营中，再参透表。其最重者，邪热内燔，而外面反无热象，甚至肢厥肤冷，脉涩数而不畅，必得大剂泄热透邪，乃使热势外扬，脉象转见洪大，庶可免厥深闭脱之危也。

【提要】本条论述伏气温病邪陷厥阴的证治。

【精解】

1. 邪陷厥阴的临床表现及其病机　邪陷厥阴即为邪热内陷手足厥阴，侵犯心包和肝，在手厥阴心包即出现神昏谵语、烦躁不寐、狂言无序或昏愦不语，在足厥阴肝则出现抽搐蒙痉、昏眩直视，甚则循衣摸床，心包与肝之见证也可并现。柳氏特别提出，出现这类病证的原因，有的是阴气先亏，有的是夹有痰浊，有的是夹有瘀血，且此三者易同时存在。

2. 邪陷厥阴的治则　对于温病中出现昏谵或痉厥的治疗，柳氏特别强调"先为热邪寻出路"。这种观点对于临床有很强的指导作用，因为如不祛除引起昏谵和痉厥的原因，只知开窍或息风，即文中所谓"见证治证，但以清心泄肝、化热养津之剂，就题面敷衍"，其治疗效果是不会令人满意的。而"为热邪寻出路"，具体来说就是针对邪热之所在，分别使用清热、攻下等法。对于该证治疗中的照顾正气，柳氏虽亦较为重视，但放在"第二层"，是因只有邪去才能正安。但如同时出现正气外脱之象，则扶正之法亦当及时投用。

3. 邪陷厥阴的治法　除邪陷厥阴引起的昏谵和痉厥的常规治法外，文中还提出对某些复杂病证的治疗。如兼有邪伏少阴，邪热不能畅达者，应在清泄之中配合疏托；邪走于表但郁而不达者，应在凉营之中配合透表；邪热内炽，但郁而不透，以至外无热象，见肢厥肤冷、脉涩数不畅者，应予大剂泄热透邪。这些治法对临床治疗均有指导意义。

4. 治温病养阴药的应用　本条对温病治疗中养阴药的应用提出了极为宝贵的经验。文中除了强调"扶正之法，在温病以养阴为主"外，对养阴药物的具体应用进行了介绍，如以西洋参代人参（文中提到是因西洋参价格较人参便宜，且其作用更适用于温病）、适合于五脏阴虚的药物，以及对素体阴虚或久病阴虚者在使用解表或攻下剂中加入养阴药等。

伏温夹湿内陷太阴发黄疸肿胀泄利等证

【原文】温邪夹湿，则为湿温。其湿之轻者仍以温邪为主，略参化湿可耳。其湿之重者，与热相合，热势虽炽，而有脘闷呕水、舌腻不渴等证。初起宜参芳香宣化，迫湿邪化燥，用苍术白虎汤清热燥湿，可以一剂而愈。若初起即与清滋，欲清其热，转助其湿，而发愈缠绵。每有治不如法，迁延一两月而病不退者，皆治之不得其法也。然而此乃湿温之在胃者，治之犹易。有一种湿热蕴于太阴者，初起不见湿象，但觉热象蒸郁不扬，脘闷口甜，而胃口无病，仍可纳谷，舌上不见浊苔。其湿热深郁于脾脏，漫无出路，或发黄，或腹满肢肿，或则泄，或便秘，或呕恶，或小水赤涩。甚则热郁日深，脾营受伤，则舌底绛色，或薄苔罩灰黄而不甚燥。种种见证，无非湿郁化热。何以燥之则增热，清之则助湿，如此其百无一效也？盖脏病无出路，必借道于腑，乃能外出。此病热蕴已久，脾中之热，渐欲外达于胃。或胃中夹有痰积，热即附之而炽。亦有便秘、舌焦、燥渴、烦谵等证，投以苦泄，则胃热下行，而病势一松。然所泄者，胃腑之标热也。其脾脏中蕴遏之热仍未达也。故病虽暂减，而阅日复炽。屡伏屡炽，久而正气不支，遂成坏证。此等病，治之最难得手。诚以此证，病势不重于外，病家每每忽视，投剂不能速效，病家势必更医。后来者见前医无功，必且改弦更张。因之杂药乱投，致成不救者，吾见实多。治此者，必须将太阴之湿与少阴之热孰轻孰重，细细较量。再看其湿热所伤，或为脾气，或为脾阴，其兼夹之病，或为痰积，或为瘀滞，均宜细意分晰，方可用药。至用药之法，须得轻、清、灵三字俱全，冀其缓缓疏化。切不可侧滞一面，以致无益反害。吴鞠通《温病条辨》，其原出于叶氏，上中焦湿温各条，颇有此理者。薛生白《湿热条辨》，亦多可取。试细绎之，当有得心应手之妙也。

【提要】本条论述湿温病犯及太阴而引起各种病证的证治。

【精解】

1.湿温的证治　温病中出现足太阴脾的见证，一般是发生于湿热性温病。本条所论述的太阴病证治，实际上是简略地论述了湿温病的治法。文中强调，对湿温的治疗主在区分湿与热之侧重。对湿邪较甚者，初起主以芳化，继则主以清化，而治太阴脾湿郁化热者，主以轻、清、灵之品，并应辨明所夹的痰积与瘀滞。

2.湿温腑实的治疗　文中提出，如脾湿化热而见便秘、舌焦、燥渴、烦谵者，为邪热与胃中痰积相合，属腑实之证。其治疗不能限于苦泄，而应祛其有形之邪。这与一般的湿热中阻的治疗有所不同。

伏温阴阳淆乱见证错杂

【原文】伏温由阴而出于阳，于病机为顺。若病发于阴，而即溃于阴，不达于阳，此于病机为逆。若是乎阴阳两层，界限分明，安有淆乱者哉。凡病之阴阳淆乱者，其故有二。一则由乎正虚，如阳虚者阴必凑之，则阴病可淆于阳矣；阴虚者阳必扰之，则阳病可淆于阴矣。一则由乎药误，如病在阴而误投阳药，则阳气为药所伤，而阴病淆于阳矣；病在阳而误投阴药，则阴气为药所伤，而阳病淆于阴矣。至其见证错杂，有即由于阴阳淆乱而杂者，有由他邪之兼夹而杂者。看此等证，全要天分聪明，识见老到，方有把握。盖此等证，变化最多，无一定路径可循。临病者，须将正气邪气，表病里病，新邪旧邪，孰本孰标，孰轻孰重，孰缓孰急，一一衡量得宜，方可施治。有当先顾本元，苟得正气一旺，而邪自解散者；有当急祛外邪，必得邪气速退，而正乃不伤者；有症虽错出，而发于一原，只须专治其本，而各症自退，所谓缓则治其本者；有证虽在标，而病机甚急，必须先治标病（如小便不利之类），而本病从缓，所谓急则治其标者；有病势蔓延，欲治其根，而正气不支，只可先披其枝叶，而用渐衰渐胜之法者；有病情纠结，必除其根，而各证自退，不得不攻其坚垒，而用擒贼擒王之计者。以上所谓错杂，犹不过表里虚实，其用药尚可一线相承。此外更有寒热错杂，如阴虚而夹寒饮，阳虚而夹肝火，治此则碍彼，治彼则碍此者，其用药更难措手。此中奥妙，有知之而不能言，言之而不能尽者。总宜于轻重缓急，权之极精，方可论治。至选药宜彼此照顾，尤必有手挥五弦、目送飞鸿[1]之妙，乃为得法。否则失之毫厘，谬以千里，其不误人性命者鲜矣。

【注释】

[1] 手挥五弦，目送飞鸿：比喻应接运用自如。

【提要】 本条论述伏气温病阴阳混淆的证治。

【精解】 本文所言"阴阳混淆"是指在温病过程中由于正虚或误治，致在阳病中见阴证，或在阴病中见阳证。此外，尚有寒热错杂、虚实相兼等情况，都是温病中病情较为复杂的情况。对这类病证的治疗，柳氏提出主要应辨明正邪、表里、新旧、本标、轻重、缓急等，全面权衡。对于这类复杂病情的治疗问题，文中提出医者要在诊察病情上下功夫，同时要掌握好标本缓急的治疗原则。

伏温外夹风寒暑湿各新邪为病

【原文】 伏温之邪，由春夏温热之气，蒸动而出，此其常也。亦有当春夏之间，感冒风寒，邪郁营卫而为寒热，因寒热而引动伏气。初起一二日，第见新感之象，意其一汗即解。乃得汗后，表证略减，而里热转甚。昧者眩其病状，几若无可把握。不知此新邪引动伏邪之证，随时皆有。治之者，须审其伏邪与新感，孰轻孰重。若新感重者，先撤新邪，兼顾伏邪。伏邪重者，则专治伏邪，而新感自解。盖伏温自内达外，苟由三阳而外解，则表分之新邪，自不能容留矣。《内经》云：凡病伤寒而成温者，先夏至日者为病温，后夏至日者为病暑。此指伏邪乘暑令而发者，尚非兼夹暑邪之病。其有兼夹暑热之邪而发者，则必另有暑热见证。其新病引动伏邪，大致亦与兼夹风寒者相似。须审其轻重缓急，分清经界，方可着手也。至兼夹湿邪之证，有外感之湿，有内伏之湿。伏气既动，则热自内发，蒸动湿邪，与伏温之热混合，为病最属淹缠。治之者，须视其湿与热，孰轻孰重。须令其各有出路，勿使并合，则用药易于着手。再湿邪有宜温燥者，如平胃之类；有宜渗利者，如苓、泽之类；有宜通泄者，如车前、滑石之类；有宜清化者，如芩、连、栀、柏之类。以上皆专治湿邪之法。若与湿热并合，则为湿温，见证最繁且杂。其治法须随机应变，初起有芳香化湿者，如胃苓、正气之属；而通宣三焦者，如三仁、滑石之属；

中焦热重，有清泄阳明者，如苍术、石膏之属；有苦泄太阴者，如茵陈、芩连之属。总之，须细察见证，如湿重者，自当治湿；若伏邪重者，仍当以伏邪为主也。

【提要】本条论述新感引动伏气温病的证治。

【精解】

1. 新感引动伏气温病的概念　所谓新感引动伏气温病，是指内伏之邪因感受时令风、寒、暑、湿等邪而引发的温病。柳氏提出，这类温病的临床特点是初起一二日时，所表现的主要为新感病邪的征象，其后则里热转盛。但文中所说的有两点应予注意：①得汗表证略减、里热转甚者，主要是指发病之初以表寒兼里热为主要表现的一类伏气温病，而不是代表所有的伏气温病。对于这类温病初起时的治疗，文中指出如仅用汗法是欠妥的。②既然是伏气温病，那么在初起时虽与新感温病易于混淆，但其或多或少会有里热证候表现，而不是单纯的表证，这是与新感温病区别的要点。

2. 新感引动伏邪温病的治则　对新感引动伏邪温病的治疗，柳氏提出了以下几条重要的治则。①"审其伏邪与新感孰轻孰重"，以决定治疗新感和伏邪之侧重，如对新感甚而里热轻者，主以撤新邪，兼顾伏邪，而伏邪重者，则专治伏邪，新感往往可自解。②应辨别新感病邪的种类，按所感病邪性质（风热、湿热、温燥等）不同而分别施治。③对湿与温合而致病者，治当根据"湿与热，孰轻孰重。须令其各有出路，勿使并合，则用药易于着手"。

3. 湿邪的治疗　本条对湿邪为患的治疗大法进行了总结，提出了治湿邪有温燥、渗利、通泄、清化，治湿热则有芳香化湿、通宣三焦、清泄阳明、苦泄阳明等。当然，对湿邪和湿热的治疗各法不可截然分开，在具体运用时往往是相互配合的。

伏温兼夹气郁痰饮食积瘀血以及胎产经带诸宿病

【原文】伏温而兼夹外感者，则以新邪而引动伏气为病。若伏温而兼内伤者，则因内伤而留滞伏温，不得爽达。治之不得其法，每有因此淹缠，致成坏证者。即如平时有气郁之病，则肝木不畅，络气郁滞，温邪窜入肝络，即有胸板胁刺、咳逆等证。邪郁不达，久而化火，即蒙冒厥阴而有昏痉之变。平日有痰饮内停者，抑遏温邪，不得疏越，郁之即久，外冒之痰浊，尚未蒸开，而内藏之津液，早已干涸。一旦热势猝发，如烈火燎原不可措手者，亦往往有之。中宫先有食滞，或因病而积，为热邪所燔，阻结于胃，劫烁胃津，此可攻之证也。须得大便通行，积去而热邪乃随之而解也。平时有瘀血在络，或因病而有蓄血，温热之邪与之纠结，热附血而愈觉缠绵，血得热而愈形胶固。或早凉暮热，或外凉内热，或神呆不语，或妄见如狂，种种奇险之证，皆瘀热所为。治之者，必须导去瘀血，俾热邪随瘀而下，庶几病势可转危为安也。有胎前犯温病者，热邪燔灼，易于伤胎。治之者，除蓝布冷泥护胎外，治法亦别无善法。只要眼明手快，认清病机，迎头清泄，勿令邪热留滞伤胎，便为得法。古法每于当用方中，加入四物，名曰护胎。如当用者，尚无大害；若不当用而用之，则滋腻滞邪，非徒无益，而反害之矣。产后血舍空虚，百脉俱弛，当此而温病猝发，最易陷入血络，急则为痉狂等险候，缓则留恋血室，燔灼营阴，延为阴损之候。治之者，须处处回护阴血，一面撤邪，一面养血，勿令热邪深陷，乃为得手。至兼夹经带为病，亦与胎产相似，不外虚则邪陷、实则瘀阻两层。治之者，处处就此两层着想，自然得法矣。

【提要】本条论述伏气温病有兼夹证或伴有胎产经带的证治。

【精解】原文提出，如温病兼有气郁、痰饮、食积、瘀血，对温病发展变化有重要的影响，所以必须重视对这些兼夹病邪的治疗。特别是对热瘀的论述，甚为精辟，对临床诊治热瘀证有重要的指导意义。

文中提出关于妇人妊娠时的护胎法及产后妇人罹患温病，可参考《温热论》的相关内容。妊娠妇人患温病，不可一味以血腻之药护胎，"要看其邪之可解处"，祛除病邪以达到护胎的目的，祛邪时须"步步保护胎元，然正损邪陷也。"时于产后妇人患温病，既要慎用苦寒，又要根据患者病情，必要时可短暂给予苦寒清热之品，治疗中处处"顾及正气然"，"注意勿伤及肝肾之真阴。"

【医案举隅】

赵铁珊乃郎子善，康康侯之婿也。因事抑郁，凛寒发热，汤某作血虚治，进以归、芎、丹参之类，多剂不效。延孟英诊之，脉涩而兼沉弦以数，然舌无苔，口不渴，便溺如常，纳谷稍减，唯左胁下及少腹，自觉梗塞不舒，按之亦无形迹，时欲抚摩，似乎稍适，曰：阴虚夹郁，暑邪内伏。夫郁则气机不宣，伏邪无从走泄，遽投血药，引之深入，血为邪踞，更不流行，胁腹不舒，乃其真谛，第病虽在血，治宜清气为先，气得宣布，热象必露，瘀滞得行，厥疾始瘳……连投清气，热果渐壮，谵妄不眠，口干痰嗽。孟英曰：脉已转为弦滑，瘀血伏邪皆有欲出之机，继此当用凉血清瘀为治，遂同定犀角地黄汤加味……

病者疲惫已极，沉寐三昼夜，人皆危之。孟英曰：听之，使其阴气来复，最是好机。醒后尚有微热谵语，药仍前法，又旬日始解一次黑燥大便，而各恙悉退，唯口尚渴，予大剂甘凉以濡之。又旬日，大便甫得复行，色始不黑，乃用滋阴填补而康。

盛增秀. 王孟英医学全书·王氏医案续编［M］. 北京：中国中医药出版社，2015.

按语：此案赵某因事抑郁，凛寒发热，曾进当归、川芎、丹参之类作血虚治，无效。王孟英诊其脉涩数兼沉弦，舌无苔，口不渴，纳谷稍减，胁下及少腹自觉梗塞不舒，按之无形，抚摸后减轻。言患者为阴虚夹郁，暑邪内伏。患者本郁，气机不宣，外来邪气无从走泄，投以温热活血药，则引邪气深入，邪气进入血分，加重气机升降出入障碍，故胁肋不舒。虽病在血分，治疗却宜先清气机，气机宣降有度，则热邪外露，瘀滞乃行。连投清气之药，发热症状果然加重，渐至谵妄不眠、口干痰嗽、脉转弦滑。继此治疗选用凉血清瘀之犀角地黄汤合滑石、桃仁、木通、海蜇、竹沥、石斛、金银花、知母、天花粉等凉血化瘀行气之品，大便始行，各恙渐退，唯口尚渴。继以大剂量甘凉以濡之，及滋阴填补之物，患者病愈。